プライマリ・ケアでよくみかける皮膚疾患32

皮膚科のくすりの使い方

編集
海老原 全

じほう

執筆者一覧

編　集
海老原　全　　　東京都済生会中央病院　院長

執筆（執筆順）
海老原　全	東京都済生会中央病院　院長
木村　佳史	東京都済生会中央病院皮膚科　部長
河原　由恵	けいゆう病院皮膚科　部長
布袋　祐子	荻窪病院皮膚科　部長
梅垣　知子	東京女子医科大学東医療センター皮膚科　講師
笠井　弘子	北里大学北里研究所病院皮膚科　部長
三宅　亜矢子	稲城市立病院皮膚科　部長
小菅　治彦	日野市立病院皮膚科　部長
佐藤　友隆	帝京大学ちば総合医療センター皮膚科　教授
石橋　正史	日本鋼管病院皮膚科　部長
栗原　佑一	平塚市民病院皮膚科　科長
寺木　祐一	埼玉医科大学総合医療センター皮膚科　准教授
定平　知江子	東京都立小児総合医療センター皮膚科　医長
齋藤　京	さいたま市立病院皮膚科　科長
高橋　勇人	慶應義塾大学医学部皮膚科　専任講師
吉田　哲也	東京医療センター皮膚科　医長
安西　秀美	川崎市立井田病院皮膚科　部長
中村　善雄	慶應義塾大学医学部皮膚科
横山　知明	静岡市立清水病院皮膚科　科長
山上　淳	東京女子医科大学皮膚科　准教授
齋藤　昌孝	慶應義塾大学医学部皮膚科　専任講師
河野　通良	東京歯科大学市川総合病院皮膚科　講師
中捨　克輝	国立病院機構埼玉病院皮膚科　医長
持丸　奈央子	慶應義塾大学医学部皮膚科
安田　葉月	国立成育医療研究センター皮膚科
吉田　和恵	国立成育医療研究センター皮膚科　診療部長
舩越　建	慶應義塾大学医学部皮膚科　専任講師
稲積　豊子	立川病院皮膚科　部長
大内　健嗣	慶應義塾大学医学部皮膚科

序　文

　皮膚の疾患については，皮膚科以外の先生方であっても日常診療で患者さんから質問されることや，実際に症状をみてほしいと言われることが多々あるかと思います。また，薬局の先生方も皮膚に関する相談を受ける機会は非常に多いことと思います。そのような状況で参考にできる教本を教えてほしいという質問をこれまで多く受けてきました。

　皮膚科医に向けた書籍は数多くありますが，皮膚科以外の医師，薬剤師が患者さんから質問があったときにすぐに手に取れる書籍については，実はお勧めできるものがなかったのです。いつかそのような書籍を世に出したいと思っておりましたが，私が考えていたような企画が持ち上がりました。

　本書では，日常診療で多く遭遇する，よく見かける皮膚疾患だけに絞り，まずは臨床写真ですぐにその疾患の特徴がわかるようにしました。次に鑑別すべき疾患をあげてもらい，診断を確かめたあとに，どのような治療を行えばよいか，どのような薬を処方したほうがよいかを丁寧に解説しています。そして，治療が始まれば，治療効果の確認，専門医につなぐべきタイミングまで，スムーズに読める構成になっています。

　各疾患の執筆は，現場の第一線で活躍している先生方にお願いして，実地臨床ですぐに役立つように，わかりやすくポイントを絞って解説してもらいました。さらに，先生方が患者指導で留意している点をより具体的に示してもらい，書ききれなかったものはコラムにして頂きました。

　本書を参照すれば，間違いのない皮膚疾患の治療を提供できるようになります。皮膚科以外の先生方，薬剤師の先生方のデスクに最も置かれている書籍になれば，これに勝る喜びはありません。

　株式会社じほうの岩本様には企画の段階から貴重な意見を頂戴しました。深謝致します。

東京都済生会中央病院　院長

海老原　全

皮膚科のくすりの使い方
プライマリ・ケアでよくみかける皮膚疾患32

Index

プライマリ・ケアでよくみかける皮膚疾患32 ……………………………… 2

第1章 皮膚疾患のみかた
1. 皮膚疾患はどうみる？ …………………………………………………… 20
2. スキンケアの基本 ………………………………………………………… 26
3. 皮膚外用療法 ……………………………………………………………… 27

第2章 よくみかける皮膚疾患の鑑別とくすりの使い方
1. アトピー性皮膚炎 ………………………………………… 海老原 全 46
2. 接触皮膚炎（かぶれ） …………………………………… 木村佳史 52
3. 乾皮症，皮脂欠乏性湿疹 ………………………………… 河原由恵 58
4. 蕁麻疹 ……………………………………………………… 布袋祐子 64
5. 乾癬 ………………………………………………………… 梅垣知子 70
6. ざ瘡（ニキビ） …………………………………………… 笠井弘子 77
7. 単純疱疹 …………………………………………………… 三宅亜矢子 83
8. 帯状疱疹 …………………………………………………… 三宅亜矢子 87
9. ウイルス性疣贅 …………………………………………… 小菅治彦 93
10. 伝染性軟属腫（水疣） …………………………………… 小菅治彦 98
11. 足白癬，爪白癬 …………………………………………… 佐藤友隆 102
12. 手湿疹（主婦湿疹） ……………………………………… 石橋正史 109
13. 脂漏性皮膚炎 ……………………………………………… 栗原佑一 115

Contents

14. 痒疹 ……………………………………………………… 寺木祐一 121
15. 伝染性膿痂疹（とびひ）…………………………… 定平知江子 128
16. 疥癬 ……………………………………………………… 齋藤　京 135
17. 薬疹 ……………………………………………………… 高橋勇人 141
18. 円形脱毛症 ……………………………………………… 栗原佑一 145
19. 老人性色素斑，脂漏性角化症 ………………………… 吉田哲也 151
20. 尋常性白斑 ……………………………………………… 安西秀美 156
21. 粉瘤，炎症性粉瘤 ……………………………………… 中村善雄 161
22. 熱傷（やけど）………………………………………… 横山知明 167
23. 褥瘡 ……………………………………………………… 山上　淳 173
24. 陥入爪，巻き爪 ………………………………………… 齋藤昌孝 178
25. 口内炎，口角炎 ………………………………………… 河野通良 184
26. 汗疹（あせも）………………………………………… 中捨克輝 191
27. 胼胝，鶏眼 ……………………………………………… 中捨克輝 199
28. 手足口病 …………………………………… 持丸奈央子／吉田和恵 207
29. 虫さされ …………………………………… 安田葉月／吉田和恵 212
30. 悪性黒色腫（メラノーマ）…………………………… 舩越　建 218
31. 蜂窩織炎 ………………………………………………… 稲積豊子 223
32. 多形滲出性紅斑 ………………………………………… 大内健嗣 231

索引 …………………………………………………………………… 236

本書の構成

A 主な特徴をまとめています。

1 アトピー性皮膚炎

- 皮膚バリアの障害、アレルギー性炎症、瘙痒が病態にかかわる。
- 皮疹は左右対称性の湿疹病変で、寛解増悪を繰り返す。
- アトピー皮膚と称される、毛孔一致性の角化を伴う乾燥皮膚が存在する。
- 乳児期より発症することが多いが、一部は成人になって発症する。

症例1 発赤が繰り返し生じ、痒みがひどい

幼少時は肘窩（肘の内側）、膝窩（膝の裏側）、頸部などに湿疹を繰り返していたが、中学生のころには軽快、高校生ではほぼ気にならなくなっていた。しかし、大学に入学したころから皮疹が再燃。発赤が繰り返し生じるようになり、痒みがひどく受診した。(35歳、男性)

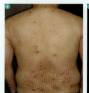 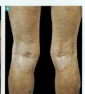

ⓐ 腰の搔破痕、苔癬化、背中に痒疹がみられる。
ⓑ 膝窩に左右対称性に苔癬化がみられる。

症例1 へのアプローチは ⇒ 50ページ参照

B 症例を提示しています。患者の訴えからどのような処方をするべきか考えてみましょう。

D 治療方針（非薬物療法を含む）を確認しましょう。

治療方針

アトピー性皮膚炎の治療は、①スキンケア、②悪化因子の検索と除去、③抗炎症薬の使用が柱となる。ステロイドやタクロリムス、保湿剤、抗ヒスタミン薬などを組み合わせて使用することで炎症、瘙痒を速やかに軽減し、寛解状態の導入を目指す。その後、ステロイドやタクロリムスは外用間隔をあけ、プロアクティブ療法などにより寛解を維持する。末梢血好酸球数、血清LDH値、TARC値は重症度、病勢の参考となる。

くすりはこう使う！

1. 外用剤の使い方

▶ ステロイド
- 最初は強め（ベリーストロング）から開始する。
- 使用する部位（体幹または顔面）、皮膚の状態によって、ステロイドのランクを使い分ける。

▶ タクロリムス
- 顔や頸部などステロイド外用剤の副作用が懸念される部位の皮疹に有用。
- 症例によっては体幹・四肢にも使用する。

処方例
【体幹・四肢】
① リドメックスコーワ軟膏0.3%　　1日1〜2回　朝、入浴後　塗布
　(一般名：プレドニゾロン吉草酸エステル酢酸エステル)……軽度
② リンデロン-V軟膏0.12%　　1日1〜2回　朝、入浴後　塗布
　(一般名：ベタメタゾン吉草酸エステル)……中等度
③ アンテベート軟膏0.05%　　1日1〜2回　朝、入浴後　塗布
　(一般名：ベタメタゾン酪酸エステルプロピオン酸エステル)……重度
【顔面・頸部】
④ プロトピック軟膏0.1%　　1日1〜2回　朝、入浴後　塗布
　(一般名：タクロリムス水和物)　混合　
　白色ワセリン
　(一般名：白色ワセリン)……軽度
⑤ ロコイド軟膏0.1%　　1日1〜2回　朝、入浴後　塗布
　(一般名：ヒドロコルチゾン酪酸エステル)……中等度〜重度

⑥ プロトピック軟膏0.1%　　1日1〜2回　朝、入浴後　塗布
　(一般名：タクロリムス水和物)……中等度〜重度

Point! ステロイドのランクや外用剤の基剤に注意する。

▶ 保湿剤
保湿成分を含む乳剤性基剤（ヘパリン類似物質、尿素）または油脂性基剤（白色ワセリン）を使用する。
- 使用感、部位を考慮した基剤（軟膏、クリーム、ローション）を選択する（27ページ参照）。
- 夜は入浴後に使用する。

処方例
① ヒルドイドローション0.3%　　1日1〜2回　塗布　50g
　(一般名：ヘパリン類似物質)
② 白色ワセリン　　1日1〜2回　塗布　100g
　(一般名：白色ワセリン)

E 治療方針に従い、薬剤の選択、薬剤の使い方、処方例や処方の **Point!** など、臨床での具体的な薬の使い方がわかります。

⑦ アレロック5　1回1錠　1日2回　朝、夕　食後　14日分
　(一般名：オロパタジン塩酸塩)
　　　　　　　　　　　　　　　　　　　　　　　　　　　　など

Point! 単独では使用しない。外用剤と併用する。

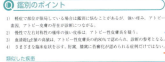

C 鑑別のポイントを記載しています。

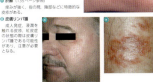

「類似した疾患」との違いもおさえておきましょう。

F 生活，治療上の留意点など，患者に伝えておくべきことがわかります。

Bの症例の処方はココをチェック‼

G 「1．治療効果の確認」では，いつまで治療を続けるのか，治療効果の確認をどのようにするか，処方後のモニタリングのポイントをまとめています。
「2．こんなときは専門医へつなぎましょう」では，専門医につなぐべき症状（状況）を記載しています。

Index

プライマリ・ケアでよくみかける皮膚疾患 32

Index プライマリ・ケアでよくみかける皮膚疾患32

1 アトピー性皮膚炎 ➡ 46ページへ

症例1 発赤が繰り返し生じ，痒みがひどい

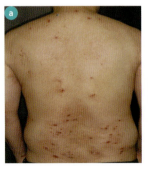
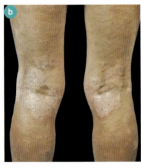

ⓐ 腰の掻破痕，苔癬化，背中に痒疹がみられる。
ⓑ 膝窩に左右対称性に苔癬化がみられる。

症例1への処方
①タリオン錠10mg　　　　　　1回1錠　1日2回　朝，夕　14日分
②アンテベート軟膏0.05%　　　1日1〜2回　四肢　塗布　20g
③ヒルドイドソフト軟膏0.3%　　1日1〜2回　四肢　塗布　100g
④プロトピック軟膏0.1%　　　　1日1〜2回　四肢　塗布　10g

2 接触皮膚炎（かぶれ） ➡ 52ページへ

症例2 湿布薬の貼付部位に発赤と痒み
症例3 化粧水の使用で頸部に紅斑と痒み

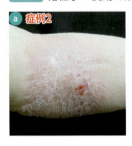
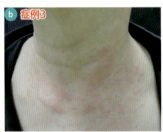

ⓐ（症例2）左肘の内側に鱗屑を伴う比較的境界明瞭な紅斑がみられる。
ⓑ（症例3）前頸部に紅色丘疹を伴う浮腫性の紅斑がみられる。

症例2への処方
①アレロック錠5　　　　　　　1回1錠　1日2回　朝，夕　7日分
②リンデロン-V軟膏0.12%　　　1日2〜3回　湿疹部　塗布　5g

症例3への処方
①デザレックス錠5mg　　　　　1回1錠　1日1回　夕　7日分
②ロコイド軟膏0.1%　　　　　　1日2〜3回　湿疹部　塗布　5g

3 乾皮症，皮脂欠乏性湿疹 ➡ 58ページへ

症例4 搔破しているうちに鱗屑を伴う紅斑が多発

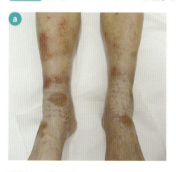
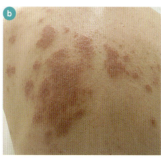

ⓐ 両下腿には細かい鱗屑や亀裂がみられ，紅斑，色素沈着を認める。瘙痒あり。

ⓑ 背部の皮膚全体もがさがさしており，爪甲大〜貨幣大までの鱗屑を伴う紅斑が多発している。強い瘙痒あり。

症例4への処方
① プロペト　　　　　　　　　　　　　　1日1〜2回　四肢，体幹の乾燥のみの部位　塗布　50g
② マイザー軟膏0.05%　　　　　　　50g ⎱等量混合
　 プロペト　　　　　　　　　　　　　　50g ⎰1日1〜2回　四肢，体幹の湿疹部位　塗布　100g
③ リドメックスコーワ軟膏0.3%　　25g ⎱等量混合
　 ヒルドイドソフト軟膏0.3%　　　25g ⎰1日1〜2回　下肢全体　塗布　50g
④ アレロックOD錠5　　　　　　　　 1回1錠　1日2回　朝，夕食後　14日分

4 蕁麻疹 ➡ 64ページへ

症例5 海鮮丼を食べた直後に瘙痒を伴う紅斑

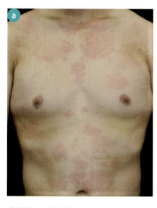

ⓐ 全身に瘙痒を伴う不整形，大小の浮腫性紅斑が多発してみられた。

症例5への処方
① 強力ネオミノファーゲンシー静注20mL　　1A
　 ポララミン注5mg　　　　　　　　　　　　　　1A　静脈注射
② アレロック錠5　　　　　　　　　　　　　　　　1回1錠　1日2回　朝，夕　7日間分
③ レスタミンコーワクリーム1%　　　　　　　　1日1〜2回　塗布　30g

5 乾癬 ➡ 70ページへ

症例6 銀白色の厚い鱗屑を伴う紅斑

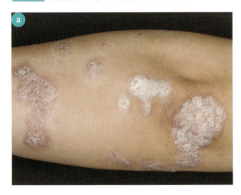

ⓐ 上肢に銀白色の厚い鱗屑を伴う境界明瞭な紅斑が散在し，一部融合している。

症例6への処方
①オテズラ錠　スターターパック　　　指示どおり　導入時14日間
②オテズラ錠30mg　14日目以降　　　1回1錠　1日2回　朝，夕食後　14日分
③コムクロシャンプー0.05%　　　　　1日1回　入浴時　1本
④ロコイド軟膏0.1%　　　　　　　　　1日1～2回　顔　塗布　10g
⑤マーデュオックス軟膏　　　　　　　1日1回　入浴後　体の皮疹部　塗布

---

6 ざ瘡（ニキビ）➡ 77ページへ

症例7 頬部や下顎の陥凹や赤みが気になる

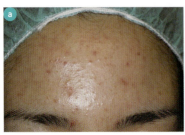 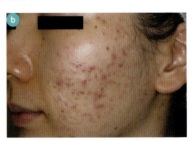

ⓐ 前額部に白色面皰，紅色丘疹が多発し，陥凹した紅色瘢痕も所々にみられる。
ⓑ 頬部に紅色丘疹が多発し，紅色の瘢痕，炎症後色素沈着もみられる。

症例7への処方
①ビブラマイシン錠100mg　　　　1回1錠　1日1回　朝食後　14日分
②ディフェリンゲル0.1%　　　　　1日1回　ざ瘡のできやすいところ　夜　塗布　15g
③ベピオゲル2.5%　　　　　　　　1日1回　ざ瘡のできやすいところ　夜　塗布　15g
④ヒルドイドローション0.3%　　　1日2回　顔全体　洗顔後　塗布　50mL

7 単純疱疹 ➡ 83ページへ

症例8 口唇の左上に水疱が出現

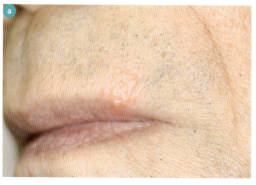

ⓐ 上口唇に小水疱が集簇している。

症例8への処方
① バルトレックス錠500　　1回1錠　1日2回　朝, 夕 食後　5日分

8 帯状疱疹 ➡ 87ページへ

症例9 右胸に発疹が出現し，痛みが強くて眠れない

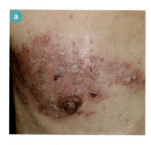
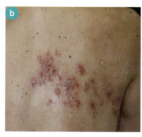

ⓐ 右胸部に水疱や膿疱，痂皮が混在する帯状の局面を認める。
ⓑ 胸部と同様に右側のみ，背部に水疱，痂皮などが混じる局面を認める。

症例9への処方
① ゾビラックス点滴静注用250＋生食100mL　　1日3回　7日分
② メチコバール錠500μg　　1回1錠　1日3回　朝, 昼, 夕 食後　7日分
③ ロキソニン錠60mg　　1回1錠　疼痛時　10回分

9 ウイルス性疣贅 ➡ 93ページへ

症例10 左の人差し指の小丘疹が，徐々に大きくなった

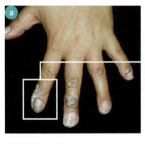
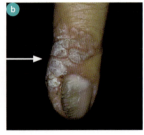

ⓐ 手指に多発する尋常性疣贅。
ⓑ 表面粗造で疣状の小結節が融合して局面状。

症例10への処方
①ヨクイニンエキス錠「コタロー」　1回3～6錠（1～2g相当）　1日3回　14日分

10 伝染性軟属腫（水疣） ➡ 98ページへ

症例11 下肢に水疣が多発し，大きくなってきた

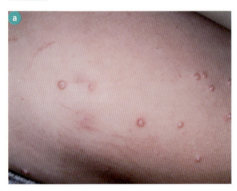

ⓐ 大腿部に多発した伝染性軟属腫，大きいものでは中心にくぼみがある。周囲に搔破痕が目立つ。

症例11への処方
①リドカインテープ　1枚

11 足白癬，爪白癬 ➡ 102ページへ

症例12 約2年前から爪が変形，最近では趾間の変化も

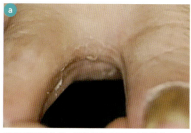 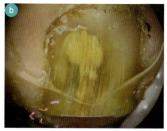

ⓐ 趾間型足白癬：遠位側縁爪甲下爪真菌症（DLSO）の楔型爪白癬を合併した趾間型足白癬。
ⓑ ダーモスコピー所見：DLSOに矛盾しない。さまざまな色の縦走線条。

症例12への処方
① ネイリンカプセル100mg　　1回1錠　1日1回　14日分

---

12 手湿疹（主婦湿疹） ➡ 109ページへ

症例13 春季から夏季にかけて手指，手掌に水疱

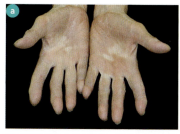 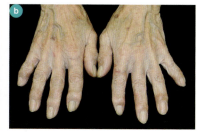

ⓐ 手掌や手指全体の乾燥，落屑と紅斑がみられる。
ⓑ 爪周囲に落屑と紅斑がみられる。

症例13への処方
① アレグラ錠60mg　　　　　　　　1回1錠　1日2回　朝，夕　14日分
② トプシムクリーム0.05%　　　　　1日2回　手に塗布　20g
③ ケラチナミンコーワクリーム20%　1日1〜数回　手に塗布　75g
④ ドレニゾンテープ4μg/cm²　　　　1日1回　手に貼付　2枚

13 脂漏性皮膚炎 ➡ 115ページへ

症例14 市販の外用剤でも改善しない顔面や背部の強い痒み

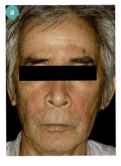
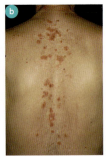

ⓐ 眉毛部や頬部に細かい鱗屑、紅斑あり。痒みも伴っている。
ⓑ 汗がたまりやすい背部正中にも鱗屑と痒みを伴う紅斑を認める。

症例14への処方
①フラビタン錠10mg　　　　　　　1回1錠　1日3回　毎食後　14日分
②ピドキサール錠10mg　　　　　　1回3錠　1日3回　毎食後　14日分
③ニゾラールローション2%　　　　1日2，3回　顔，頭部，背部　全体的に外用
④ロコイド軟膏0.1%　　　　　　　　1日2回　顔面の痒い部分や赤みが強い部分にニゾラールと重ね塗り
⑤メサデルム軟膏0.1%　　　　　　1日2回　体の痒い部分や赤みが強い部分にニゾラールと重ね塗り

---

14 痒疹 ➡ 121ページへ

症例15 体幹を中心に痒みの強い紅色丘疹が出現
症例16 皮疹が隆起して疣状の結節を呈する

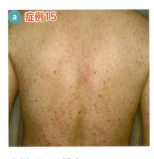
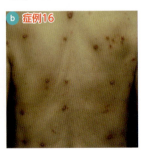

ⓐ （症例15）**多形慢性痒疹**：体幹を中心に痒みが強く，浮腫性の紅色丘疹が多発している。
ⓑ （症例16）**結節性痒疹**：体幹を中心に痒みが強く，隆起性の疣状結節が多発している。

症例15への処方
①マイザー軟膏0.05%　　　　　　　　　1日2回　朝，夕　塗布
②ザイザル錠5mg　　　　　　　　　　　1回1錠　1日1回　就寝前　14日分
③紫外線療法（ナローバンドUVB）　　週1回

症例16への処方
①デルモベート軟膏0.05%　　　　　1日2回　朝，夕　塗布
②ネオーラル50mgカプセル　　　　1回2錠　1日2回　朝，夕食後　（保険適用外）

15 伝染性膿痂疹（とびひ） ➡ 128ページへ

症例17 右胸に約2mmの小水疱が出現し，徐々に増大

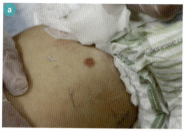 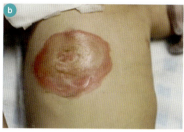

ⓐ 右大腿：1箇所，類円形で1cmほどのごく浅いびらんを認める。
ⓑ 右胸部：約10×8cm，類円形の浅いびらんが広がり，水疱蓋が一部付着している。その他の部位に水疱やびらん，潮紅はなく全身症状もない。

症例17への処方
抗菌薬内服を継続のうえで，リンデロン-VG®軟膏の外用を中止。
外用は1）プロペト　適宜　外用　全身　に変更。

---

16 疥癬 ➡ 135ページへ

症例18 ステロイド補充療法中に皮疹が増悪

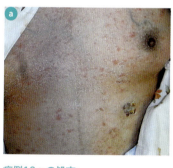 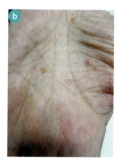

ⓐ 体幹：全体に淡い紅斑と鱗屑。散見する紅色丘疹は一部（右下腹）が線状を呈している。
ⓑ 手掌：水疱が散見する。

症例18への処方
① ストロメクトール錠3mg　　　1回4錠　朝 食前　週1回　計2回
② オイラックスクリーム10%　　1日1回　首から下全体（入浴日は入浴後）　20g
③ アレグラ錠60mg　　　　　　1回1錠　朝，夕 食後　1日2回

皮膚疾患インデックス　9

17 薬疹 ➡ 141ページへ

症例 19 抗菌薬の予防的投与で発熱と発疹が出現

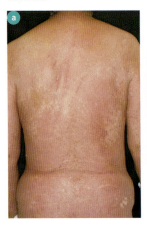
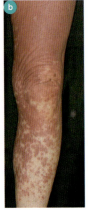

ⓐ 背部ほぼ全域に紅斑を認める。
ⓑ 腿はほぼ全域に紅斑を認め，下腿には小豆大〜爪甲大の浮腫性紅斑が多発癒合している。

症例19への処方
① アレロック錠5　　　　　　1回1錠　1日2回　朝，夕　7日間
② アンテベート軟膏0.05%　　1日2回　患部　塗布　30g

---

18 円形脱毛症 ➡ 145ページへ

症例 20 経過観察で改善しない脱毛

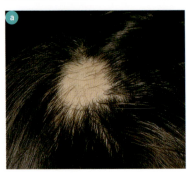

ⓐ 後頭部に斑状の脱毛がみられる。

症例20への処方
① セファランチン錠1mg　　　　　　1回1錠　1日2回　朝，夕　食後　14日分
② フロジン外用液5%　　　　　　　1日2〜3回　脱毛部とその周り　塗布　30mL
③ アンテベートローション0.05%　　1日2回　脱毛部とその周り　塗布　10mL

19 老人性色素斑，脂漏性角化症 ➡ 151ページへ

症例 21 数年前からの項部の扁平隆起した皮膚腫瘍

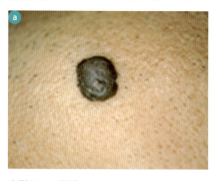

ⓐ 脂漏性角化症：項部に境界明瞭な8mm大の扁平隆起する皮膚腫瘍。

症例21への処方
①オキサロール軟膏25μg/g　　1日2回　患部にのみ単純塗布　10g

20 尋常性白斑 ➡ 156ページへ

症例 22 胸腹部・背部の色が抜けて，範囲が徐々に拡大

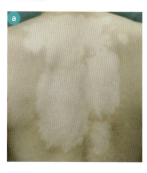
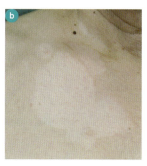

ⓐ 背部に境界明瞭な白斑を認める。
ⓑ 前胸部

症例22への処方
①トプシムクリーム0.05%　　　　1日1〜2回　体の皮疹部　20g
②リドメックスコーワクリーム0.3%　1日1〜2回　顔の皮疹部　5g

21 粉瘤，炎症性粉瘤 ➡ 161ページへ

症例23 急激に発赤，腫脹と痛みを伴う皮内結節

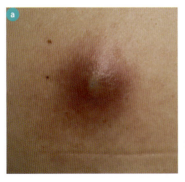

ⓐ 炎症性粉瘤：背部の炎症性粉瘤。圧痛と中央の波動を伴う。

症例23への処方
①キシロカイン注1%で局所麻酔。
②4mm皮膚デルマパンチで中心臍窩を含むように穿孔。
③孔部より排膿，角化物を除去し，さらに剪刀や鋭匙を用いて囊腫壁を可能な限り摘出。
④生理食塩水20mLで洗浄。
⑤コメガーゼを孔部に挿入。
⑥ガーゼで保護。

---

22 熱傷（やけど） ➡ 167ページへ

症例24 両手に熱湯を浴びて受傷

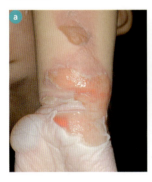
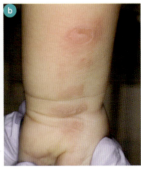

ⓐ，ⓑ 両前腕屈側から手掌にかけて水疱，びらんを認める。

症例24へのアプローチ
①フィブラストスプレー＋ワセリン　1日1回　患部　塗布

23 褥瘡 ➡ 173ページへ

症例25 車椅子生活で，仙骨部と右踵に皮膚潰瘍

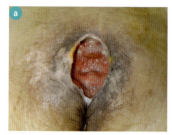
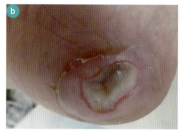

ⓐ 仙骨部の皮下組織に及ぶ潰瘍：頭側に1cm程度のポケットを伴う。
ⓑ 右踵の潰瘍：表面に黄白色調（一部は黒色調）の壊死組織が付着している。

症例25への処方

体圧分散ケアを徹底した。連続して車椅子に乗るのは2時間以内として，ベッドには体圧分散マットレスを導入した。

仙骨部の褥瘡は赤色期といってよく，フィブラストスプレーとカデックス軟膏の併用により肉芽形成は良好であった。黄色期の踵部は，適宜デブリドマンで表面の線維性組織を除去した。外用はゲーベンクリームを用いたが，仙骨部と同じくカデックス軟膏を使用してもよいと考えられた。

---

24 陥入爪，巻き爪 ➡ 178ページへ

症例26 母趾先端が発赤腫脹
症例27 母趾の爪が内側に丸まってきた

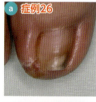
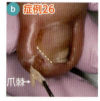
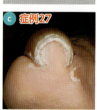
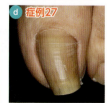

ⓐ （症例26）陥入爪：爪甲側縁の先端が皮膚に陥入し，発赤，腫脹，肉芽形成といった炎症がみられる。
ⓑ （症例26）点線に沿って爪甲を切除してみたところ爪棘が皮膚に深く刺さっていたことが確認された。
ⓒ （症例27）巻き爪：爪甲が過度に彎曲している。
ⓓ （症例27）爪甲の陥入による炎症所見はみられない。

症例26への処方
①エキザルベ　　　　　　　　1日1～2回　朝，入浴後　塗布　爪甲側縁の楔状切除後に外用

症例27への処方
①ウレパールクリーム10%　　1日1～2回　朝，入浴後　塗布　角化した爪郭に外用

25 口内炎，口角炎 ➡ 184ページへ

症例28 1カ月前から左下顎歯肉に口内炎の再燃を認め，徐々に悪化

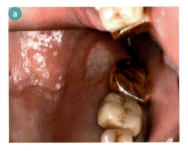

ⓐ アフタ性口内炎：歯肉部に境界明瞭な円形の潰瘍がみられる。

症例28への処方
①半夏瀉心湯（2.5g/包）　　　1回1包　1日3回　毎食前　14日分
②オルテクサー口腔用軟膏0.1%　1日1～2回
③アズノールうがい液4%　　　1日数回　含嗽

26 汗疹（あせも） ➡ 191ページへ

症例29 8月（夏季）になり躯幹に丘疹が出現

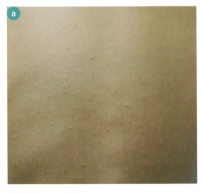

ⓐ 体幹にわずかに赤みを伴う小丘疹が散在している紅色汗疹。

症例29への処方
①リンデロン-Vクリーム0.12%　1日2回＋痒いとき随時　痒いところ　20g

症例 30 7月下旬から落屑を伴う紅斑

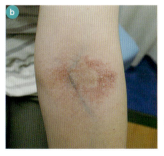

ⓑ 発汗で浸軟した皮膚が摩擦を受け，肘窩部に強い湿疹化を伴っている。

症例30への処方
①ヒルドイドローション0.3%　　1日2回　全体に先に塗る　50mL
②リンデロン-V軟膏0.12%　　　1日2回，痒いとき　10g

症例 31 発熱，発汗のあと澄明な丘疹

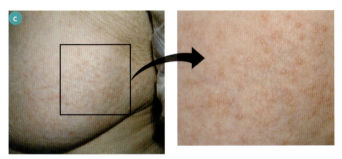

ⓒ 短時間に多量の発汗があり，かつ汗孔からの排出が滞って角質内に詰まった場合に生じる。きらきらと光を反射するため「水晶様」と評される。

症例31への処方
①処方なし

症例 32 8月下旬から瘙痒を伴う丘疹

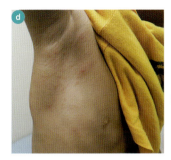

ⓓ 間擦部（腋窩）に出現した紅色汗疹。ⓑに比べ個疹の周囲の発赤が強く，汗管の閉塞部位がやや深いことがうかがえる。

症例32への処方
①アンテベートクリーム0.05%　　1日2回，痒いとき　痒いところ　10g

27 胼胝，鶏眼 ➡ 199ページへ

症例33 右小趾球部の靴にあたる部位が硬くなり，少し痛い
症例34 両足底に小石を踏んでいるような痛み

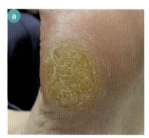
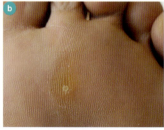

ⓐ **胼胝**：摩擦刺激を受けている小趾球部に生じた表面粗造で隆起する角質増殖の強い病変。削ってみると病変は正常皮膚と同レベルから隆起しており，真皮方向には刺入していない。

ⓑ **鶏眼**：これは小型の鶏眼の症例である。胼胝よりも密な角化塊が真皮方向に刺入している。胼胝の症状とそっくりな表面粗造な隆起性病変を呈することもよくある。視診では見分けがつかないことも多いが，少し削ってみると半透明～白色の角化塊（俗に「芯」とも呼ぶ）がみられる。

症例33，症例34への処方
胼胝，鶏眼は処置がメインの疾患なので通常は処方なし。

---

28 手足口病 ➡ 207ページへ

症例35 2日前より痛みを伴う皮疹が手掌や足趾に出現

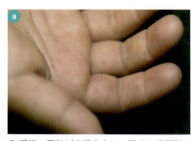
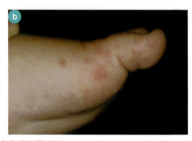

ⓐ **手掌**：長軸が皮溝方向に一致する楕円形の小水疱を認める。
ⓑ **足趾**：紅暈を伴う小水疱が散在している。

〔写真提供：のざきヒフ科クリニック　野崎 昭氏〕

症例35への処方
①白色ワセリン　　1日1～2回　塗布　100g　びらん，乾燥しているところ
②亜鉛華軟膏　　　1日1～2回　塗布　100g　赤いところ

29 虫さされ ➡ 212ページへ

症例36 昨日の夕方から赤く腫れ，痒みが持続

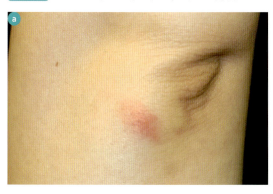

ⓐ 左肘を虫にさされた翌日。浸潤を伴う紅斑がみられる。

症例36への処方
①アンテベート軟膏0.05%　1日2回　腕の赤いところ　塗布　5g

---

30 悪性黒色腫（メラノーマ）➡ 218ページへ

症例37 右下腿後面の黒色斑。約2カ月前より急に拡大して出血

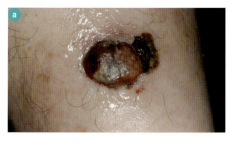

ⓐ 右下腿に易出血性の腫瘤がみられる。

症例37への処方
①キイトルーダ点滴静注（200mg＋生理食塩水100mL）　30分かけて点滴　3週間おき

皮膚疾患インデックス

31 蜂窩織炎 ➡ 223ページへ

症例 38 下肢リンパ浮腫に合併した蜂窩織炎
症例 39 左足背に腫脹や疼痛が出現，一部に水疱と紫斑を認めた

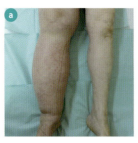
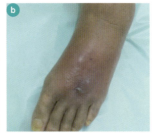

ⓐ 右下肢リンパ浮腫に合併した蜂窩織炎
ⓑ 左足背に生じた蜂窩織炎

症例38への処方
①セファメジンα注射用1g　　1日2回点滴　7日間

症例39への処方
①セファメジンα注射用1g　　1日3回点滴　10日間
退院時処方
②セファクロルカプセル250mg　　1回1カプセル　1日3回　朝，昼，夕　食後

---

32 多形滲出性紅斑 ➡ 231ページへ

症例 40 伝染性膿痂疹と診断され抗菌薬投与後に発熱と皮疹が出現

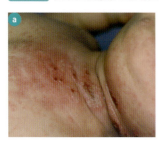
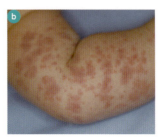

ⓐ 単純ヘルペスウイルス感染部位：左頸部に小水疱と膿疱が多発，集簇し，紅暈を伴っていた。

ⓑ 多形滲出性紅斑部位：躯幹・四肢に境界明瞭な辺縁が堤防状に浮腫性に隆起し，中央がやや陥没し，鮮紅色を呈する紅斑が多発している。一部は融合し，水疱を形成している。

症例40への処方
①ゾビラックス点滴静注〔15mg/kg/日（120mg/日）〕　7日間
単純ヘルペスウイルス感染部位
②白色ワセリン　1日2回　朝，夕　塗布　10g　ガーゼで保護する
多形滲出性紅斑部位
③エキザルベ　1日2回　朝，夕　塗布　20g

第1章

皮膚疾患のみかた

1 皮膚疾患はどうみる？

- ☑ 通常は，問診後に皮膚患部の観察を行うが，皮疹観察後，その症状について詳細に聞くことも有用である．
- ☑ 視診の基本は，本書に記載されている典型疹の中に一致している疾患はあるか，なければ，どの点で異なるかを考えていく，パターン認識診断である．
- ☑ 優秀な皮膚科専門医は皮疹の中では何が起こっているのか，皮膚病理を考えながら皮疹をみている．
- ☑ よくわからない皮疹は初診時に診断を無理やり決めつけず，経過をみるなかで診断をはっきりさせていく．

1. 触診

やわらかいのか硬いのか，熱感の有無，圧痛の有無や浸潤の程度など，実際に患部に触れたときの感覚や患者の訴えから診断，病勢を把握する．いきなり触るのではなく，患者に配慮したうえで触診する．

2. 視診

患者が関係ないと思っている皮疹が重要なこともあるため，なるべく広範囲の皮膚を観察し，部位，配列，形状など，全体像を把握するようにする．全体像を把握したら個疹を注意深く観察する．患部の大きさ（mm，cm），硬さ，可動性，配列，部位，形状，隆起などを確認する．

皮膚患部の表現・記載

皮膚患部の表現・記載の方法をおさえておくことは診断・鑑別を行ううえでの基本となる．

1) 部位（分布）

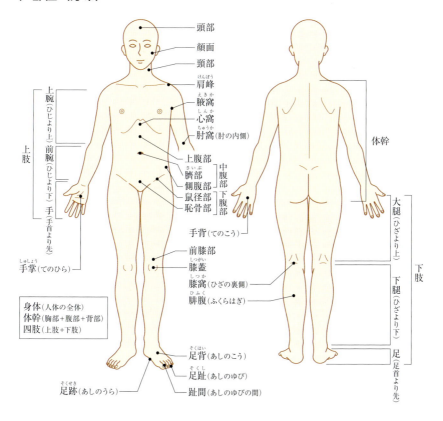

- 左右対称性：症状が左右対称である。
- 限局性：症状が限られた範囲に発現している。
- 汎発性：症状が広範囲に発現している。
- 分節性：症状がいくつかに分かれて発現している。

2）配列

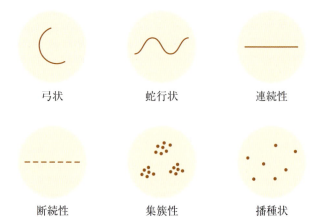

3）形状

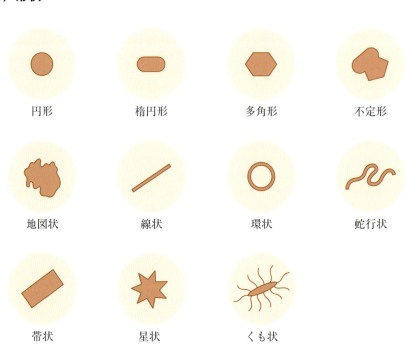

4）平坦な皮疹

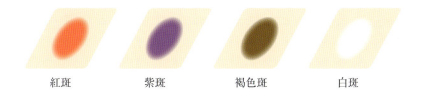

紅斑　　　紫斑　　　褐色斑　　　白斑

5）隆起

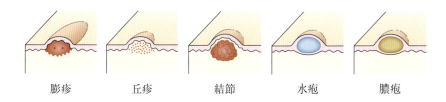

膨疹　　　丘疹　　　結節　　　水疱　　　膿疱

- 膨疹：赤みを帯びた隆起で，浮腫が限局的に発現している。
- 丘疹：直径1cm以下の隆起。
- 結節：直径1cm以上の隆起。
- 水疱：表皮内・表皮下が剥離して漿液性の液体が溜まった状態。
- 膿疱：膿が水疱上になった状態。

6）皮膚表面の隆起

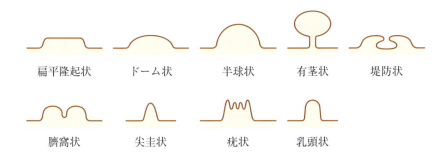

扁平隆起状　　ドーム状　　半球状　　有茎状　　堤防状

臍窩状　　尖圭状　　疣状　　乳頭状

1．皮膚疾患はどうみる？　23

7）陥凹性皮疹

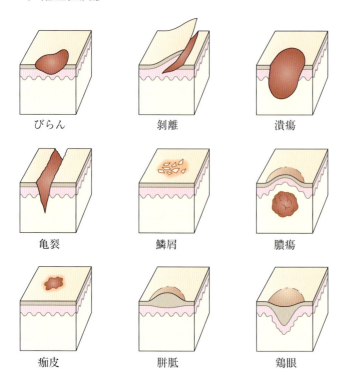

3. 問診

　いつから出現しているか，自覚症状はあるかを確認するのは基本である．出現後にどのような治療を受けたかについても，治療によりもともとの皮疹が修飾されていたり，その治療により皮疹が出現した可能性もあり，詳しい問診が必要である．

4. 鑑別診断

　炎症性疾患では皮膚生検をすれば簡単に診断がつくわけではない．皮疹から考えられる鑑別疾患は重要である．第2章では，日常診療でよくみかける皮膚疾患の特徴と鑑別について解説する．

①びらん・潰瘍の違いは？
　びらんは表皮までの欠損，潰瘍は真皮に至る欠損であり，びらんであれば治癒後の瘢痕は残らないが，潰瘍は瘢痕を残す。
②皮疹と発疹の違いは？
　皮疹は皮膚に認められる症状すべてを指し，発疹は多数の皮疹が短期間で広範囲に出現する場合に使う。
③腫瘤と腫瘍の違いは？
　腫瘤は皮疹の形であり，腫瘍は腫瘍細胞の増殖である。
④湿疹とは？
　湿疹は皮疹の名称ではなく，診断名である。

2 スキンケアの基本

　皮膚の健康を維持し，皮膚疾患の発症を防ぐために，皮膚の手入れをする。スキンケアの基本は，①清潔，②保湿，③紫外線予防である。従来，皮膚の老化防止，しみ，しわの発症を防ぐことが主な目的をされてきたが，皮膚から吸収されて始まるアレルギーの発症が指摘されるようになり，アレルギー性疾患の発症予防のためのスキンケアという側面も強調されるようになった。皮膚に対するケアはもちろん重要であるが，生活状況も密接に関わってくるため，生活のケアも必要である。

■スキンケアの基本
①**清潔**：汚れは速やかに落とす。しかし強くはこすらない。石鹸，シャンプーは皮膚に残らないように十分すぐ。
②**保湿**：入浴，シャワー浴後，速やかに適切な保湿剤・保護剤を塗布する。ワセリンなどの保護剤は水分を皮膚に残した状態で外用しないと保湿されない。
③**紫外線予防**：適切なサンスクリーン剤を使用し，帽子や傘，サングラスなども併用する。
④**皮膚のケア**：上記の①，②，③を日常的に行う。
⑤**生活のケア**：規則正しい食事，睡眠などの生活リズムが大切である。

汗をかくことは肌に悪いのか？
　汗をかくことは決して悪いことではないが，かいた汗をそのままにしておくと痒みの元となる。汗をかいた後は濡れたタオルで軽く拭き取ったり，可能であればシャワー浴を行う。
　汗をかくということとかいた汗については，分けて考えなければならない。
入浴に最適な温度は？
　皮膚バリア機能に関与する温度感受性イオンチャネルの視点からは36～40℃の低めの温度での入浴が勧められる。

3 皮膚外用療法

　皮膚外用療法は，単に直接皮膚病変に薬剤を作用させる，①薬理学的効果のほかに，②病変部の保護，③外来刺激の遮断を目的としている。

　外用を指示する際に1日何回，いつ外用し，どのような状態になれば中止するかという点を説明する。外用後の経過をみるのも重要である。

1．使用方法

(1) 剤形の選択

　主な基材の種類には，軟膏剤（水溶性，油脂性），クリーム剤，ゲル剤，ローション剤，テープ剤，スプレー剤などがある。

軟膏剤：基本的には外用療法は軟膏が主となる。刺激が少ない。特に冬季に適している。べとつきがある。

クリーム剤：使用感は良いが，ときに刺激性がある。夏季に適している。

ゲル剤・ローション剤：有毛部に適している。ときに刺激性がある。

テープ剤：慢性難治性の病変に使用する。

スプレー剤：広範囲に外用が必要な場合に使用する。痛みがあるなど患部に直接触れることができない場合にも用いられる。

	紅斑	丘疹	水疱	びらん	潰瘍
軟膏剤（水溶性）			○	○	○
軟膏剤（油脂性）	○	○	○	○	
クリーム剤	○	○	×	×	×
ゲル剤	○	○			
ローション剤	○	○		×	×
テープ剤	○	○		×	×

(2) 薬剤の塗り方

患部への薬剤の使用方法には，単純塗擦法，貼付法，密封法，重層法などがある。

①単純塗擦法

薬剤を指腹にとり，病巣部に薄くのばすように塗布する。使用は症状によって1日1～3回で適宜調整する。1日1回の場合は入浴後。1日2回の場合は朝，入浴後が望ましい。

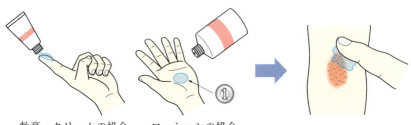

軟膏・クリームの場合　　ローションの場合

＊大人の掌2枚分の広さの患部に対して，軟膏剤・クリーム剤は大人の人差し指の第一関節くらいの長さ（約0.5g）が目安となる。ローション剤の場合は，1円玉くらいの大きさを目安にする。

②貼付法

主に滲出がある病巣，びらん，潰瘍に使用する。薬剤をリント布にのばし患部に貼付する。絆創膏やガーゼ包帯で固定した後，伸縮性のネット包帯でとめる。1日1～数回交換する。

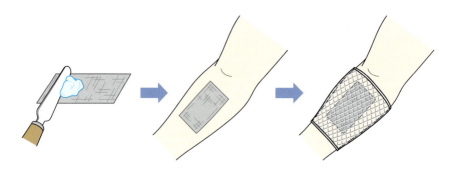

③密封法

　単純塗布で薬剤を塗布し，ポリエチレンフイルムで覆う。絆創膏などで固定する。密封することで薬剤がより経皮から吸収されやすくなる。高度な慢性病変に有効で，浸潤面，急性病変には使用できない。

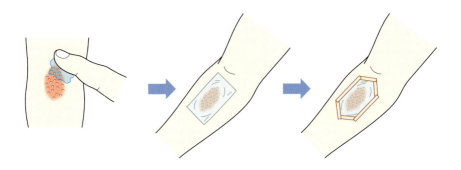

④重層法

　薄くステロイドなどの薬剤を患部に塗布し，亜鉛華軟膏をのばしたガーゼもしくはリント布を貼付する。絆創膏やガーゼ包帯で固定した後，伸縮性のネット包帯でとめる。浸潤が高度な病変に使用する。

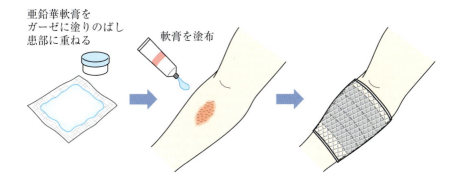

3．皮膚外用療法

2. 皮膚科で使用する薬剤とその特徴

1) 瘙痒 ➡ 31ページ
 ・抗ヒスタミン薬，抗アレルギー薬
 ・鎮痒薬
2) 炎症 ➡ 32ページ
 ・ステロイド
 ・収れん薬
 ・免疫抑制薬（アトピー性皮膚炎治療薬）
3) 保護・保湿 ➡ 34ページ
 ・皮膚患部の保護・保湿
 ・保湿剤
 ・皮膚軟化薬（胼胝，鶏眼）
4) 皮膚感染 ➡ 35ページ
 ・抗菌薬
 ・抗ウイルス薬
 ・ざ瘡治療薬
 ・抗真菌薬
 ・駆虫薬（疥癬治療薬）
5) 角化症 ➡ 39ページ
 ・PDE4阻害薬
 ・乾癬治療薬
 ・角化症治療薬
 ・モノクローナル抗体製剤
6) 口内炎 ➡ 41ページ
 ・口腔用製剤
 ・低亜鉛血症治療薬，漢方薬，ビタミンB_2・B_6
7) 疼痛 ➡ 42ページ
 ・鎮痛薬，抗炎症薬，解熱薬，抗うつ薬
 ・末梢神経障害治療薬
8) 疣贅 ➡ 42ページ
 ・漢方薬
 ・尖圭コンジローマ治療薬
9) 褥瘡・皮膚潰瘍 ➡ 43ページ
 ・皮膚潰瘍治療薬
10) 腫瘍 ➡ 44ページ
 ・抗がん薬
11) 脱毛 ➡ 44ページ
 ・脱毛症治療薬

　本書であげた薬剤は，あくまでも一例であるため，症例によっては他の薬剤が適切な場合もある。

1) 瘙痒

皮膚疾患に伴う瘙痒を軽減する目的で使用する。皮膚疾患の薬物療法は，主に外用剤が中心となるが，瘙痒で患部を掻き壊してしまい症状が悪化することもあるので，抗ヒスタミン薬と抗アレルギー薬を瘙痒の軽減のために補助的に使用する。

▶ 抗ヒスタミン薬，抗アレルギー薬

抗ヒスタミン薬は，眠気やだるさ，口渇などの副作用が出やすいため注意が必要。また，運転や高所での作業をする場合に服用しないほうがよい薬剤もあるので，処方に際して患者に確認する。

蕁麻疹の治療では，抗ヒスタミン薬の内服が一般的であるが，症状に応じて抗アレルギー薬の追加も検討する。

一般名（代表的な製品名）	剤形*	本書での対応疾患と該当ページ
d-クロルフェニラミンマレイン酸塩 （ポララミン錠2mg）	注，錠，散，シ	蕁麻疹 (p64)
クレマスチンフマル酸塩 （タベジール錠1mg）	錠，散，シ	蕁麻疹 (p64)
エバスチン（エバステル錠10mg）	錠，OD錠	円形脱毛症 (p145)
ベポタスチンベシル酸塩 （タリオン錠10mg）	錠，OD錠	アトピー性皮膚炎 (p46)，乾皮症 (p58)，皮脂欠乏性湿疹 (p58)，虫さされ (p212)
オロパタジン塩酸塩 （アレロック錠5）	錠，OD錠	アトピー性皮膚炎 (p46)，接触皮膚炎 (p52)，乾皮症 (p58)，皮脂欠乏性湿疹 (p58)，蕁麻疹 (p64)，痒疹 (p121)，薬疹 (p141)
デスロラタジン （デザレックス錠5mg）	錠	接触皮膚炎 (p52)
レボセチリジン塩酸塩 （ザイザル錠5mg）	錠，シ	乾皮症 (p58)，皮脂欠乏性湿疹 (p58)，脂漏性皮膚炎 (p115)，痒疹 (p121)，手足口病 (p207)
フェキソフェナジン塩酸塩 （アレグラ錠60mg）	錠，OD錠	蕁麻疹 (p64)，手湿疹（主婦湿疹）(p109)，脂漏性皮膚炎 (p115)，円形脱毛症 (p145)，手足口病 (p207)，虫さされ (p212)
ビラスチン（ビラノア錠20mg）	錠	蕁麻疹 (p64)，手湿疹（主婦湿疹）(p109)，痒疹 (p121)
ルパタジンフマル酸塩 （ルパフィン錠10mg）	錠	蕁麻疹 (p64)

一般名（代表的な製品名）	剤形*	本書での対応疾患と該当ページ
セチリジン塩酸塩 （ジルテック錠10）	錠	熱傷（やけど）(p167)
エピナスチン塩酸塩 （アレジオン錠20）	錠	蕁麻疹 (p64)
グリチルリチン・グリシン・DL-メチオニン配合剤 （グリチロン配合錠）	錠	円形脱毛症 (p145)
グリチルリチン・グリシン・システイン配合剤 （強力ネオミノファーゲンシー静注20mL）	注	蕁麻疹 (p64)
ジフェンヒドラミン （レスタミンコーワクリーム1%）	錠, ク	蕁麻疹 (p64)

▶ **鎮痒薬**

　湿疹や腫れなどの炎症や皮膚の痒みを抑える目的で使用する。塗ることで軽い灼熱感を感じることがある。眼や眼のまわりなどの皮膚の弱いところ，粘膜に使用しない。

一般名（代表的な製品名）	剤形	本書での対応疾患と該当ページ
クロタミトン （オイラックスクリーム10%）	ク	疥癬（適応外）(p135)

2）炎症

　皮膚の炎症，免疫・アレルギー反応を抑制する目的でステロイド，免疫抑制薬などを使用する。

▶ **ステロイド**

　皮膚炎は，ステロイドの外用剤を主体に使用する。痒みの抑制として，補助的に抗ヒスタミン薬の内服を併用することもある。それでも痒みがひどい場合は，ステロイドの内服も検討する。ステロイドの強さ，使用部位，使用期間などを適切に使用するよう指導することが重要。

一般名（代表的な製品名）	剤形	本書での対応疾患と該当ページ
[ストロンゲスト] クロベタゾールプロピオン酸エステル（デルモベート軟膏0.05%）	軟, ク, ロ	痒疹 (p121), 円形脱毛症 (p145), 尋常性白斑 (p156), 熱傷（やけど）(p167)
[ベリーストロング] ベタメタゾン酪酸エステルプロピオン酸エステル （アンテベート軟膏0.05%）	軟, ク, ロ	アトピー性皮膚炎 (p46), 接触皮膚炎 (p52), 乾癬 (p70), 手湿疹（主婦湿疹）(p109), 痒疹 (p121), 薬疹 (p141), 円形脱毛症 (p145), 汗疹（あせも）(p191), 虫さされ (p212)
[ベリーストロング] フルオシノニド （トプシムクリーム0.05%）	軟, ク	手湿疹（主婦湿疹）(p109), 尋常性白斑 (p156)
[ベリーストロング] ジフルプレドナート （マイザー軟膏0.05%）	軟, ク	痒疹 (p121), 多形滲出性紅斑 (p231)
[ストロング] ベタメタゾン吉草酸エステル （リンデロン-V軟膏0.12%）	軟, ク, ロ	アトピー性皮膚炎 (p46), 接触皮膚炎 (p52), 手湿疹（主婦湿疹）(p109), 脂漏性皮膚炎 (p115), 尋常性白斑 (p156), 汗疹（あせも）(p191), 虫さされ (p212)
[ストロング] デキサメタゾンプロピオン酸エステル（メサデルム軟膏0.1%）	軟, ク, ロ	脂漏性皮膚炎 (p115)
[ミディアム] プレドニゾロン吉草酸エステル酢酸エステル （リドメックスコーワ軟膏0.3%）	軟, ク, ロ	アトピー性皮膚炎 (p46), 接触皮膚炎 (p52), 尋常性白斑 (p156), 汗疹（あせも）(p191)
[ミディアム] ヒドロコルチゾン酪酸エステル （ロコイド軟膏0.1%）	軟, ク	アトピー性皮膚炎 (p46), 乾癬 (p70), 脂漏性皮膚炎 (p115), 尋常性白斑 (p156), 汗疹（あせも）(p191), 虫さされ (p212), 多形滲出性紅斑 (p231)
混合死菌製剤（エキザルベ）	軟	陥入爪 (p178), 巻き爪 (p178), 多形滲出性紅斑 (p231)
ベタメタゾン吉草酸エステル・ゲンタマイシン硫酸塩 （リンデロン-VG軟膏0.12%）	軟, ク, ロ	陥入爪 (p178), 巻き爪 (p178), 多形滲出性紅斑 (p231)
ベクロメタゾンプロピオン酸エステル （サルコートカプセル外用50μg）	カ（外用）	口内炎, 口角炎 (p184)

一般名（代表的な製品名）	剤形	本書での対応疾患と該当ページ
プレドニゾロン （プレドニン錠5mg）	錠	虫さされ (p212)
フルドロキシコルチド （ドレニゾンテープ4μg/cm^2）	貼	手湿疹（主婦湿疹）(p109)，痒疹 (p121)
クロベタゾールプロピオン酸エステル（コムクロシャンプー0.05%）	シ	乾癬 (p70)
ベタメタゾン （リンデロン錠0.5mg）	錠，散，シ	痒疹 (p121)

▶ 収れん薬

炎症や痒み，あせもなどを抑える目的で使用する。あせもは軽症例で使用する。

一般名（代表的な製品名）	剤形	本書での対応疾患と該当ページ
亜鉛華軟膏（ボチシート20%）	軟（シート状）	手湿疹（主婦湿疹）(p109)
亜鉛華（亜鉛華軟膏）	軟	手足口病 (p207)
カラミン（カラミンローション）	ロ	汗疹（あせも）(p191)

▶ 免疫抑制薬（アトピー性皮膚炎治療薬）

痒み，湿疹，紅斑などの症状を改善するアトピー性皮膚炎に使用される薬剤。小児では年齢，体重によって1回量（最大塗布量）が異なるので注意が必要。

一般名（代表的な製品名）	剤形	本書での対応疾患と該当ページ
タクロリムス水和物 （プロトピック軟膏0.1%）	軟，小児用	アトピー性皮膚炎 (p46)，脂漏性皮膚炎 (p115)，尋常性白斑 (p156)
シクロスポリン （ネオーラル25mgカプセル）	内，カ	痒疹 (p121)

3）保護・保湿

皮膚の乾燥を防ぐ目的で保護剤・保湿剤を使用する。乾燥による皮膚症状の悪化を改善する。

▶ 皮膚患部の保護・保湿

皮膚患部の被覆・保護作用がある。

一般名（代表的な製品名）	剤形	本書での対応疾患と該当ページ
白色ワセリン（白色ワセリン）	軟	アトピー性皮膚炎（p46），手足口病（p207）
白色ワセリン（プロペト）	軟	乾皮症（p58），皮脂欠乏性湿疹（p58），手湿疹（主婦湿疹）（p109）

▶ 保湿剤

　ヘパリン類似物質は，保湿作用により乾燥性の皮膚症状を改善する。また，血行をよくすることで，血行障害による皮膚の腫れや痛みなどを改善する。尿素は，皮膚の乾燥を防ぎ，角質をやわらかくする作用がある。

　乾燥肌に湿疹化を認める場合はステロイドを併用することも検討する。手湿疹の治療では，補助的に抗ヒスタミン薬と併用することもある。

一般名（代表的な製品名）	剤形	本書での対応疾患と該当ページ
ヘパリン類似物質（ヒルドイドソフト軟膏0.3%）	軟，ク，ロ，フォ，ゲ	アトピー性皮膚炎（p46），乾皮症（p58），皮脂欠乏性湿疹（p58），手湿疹（主婦湿疹）（p109），汗疹（あせも）（p191）
尿素（ケラチナミンコーワクリーム20%）	ク	乾皮症（p58），皮脂欠乏性湿疹（p58），手湿疹（主婦湿疹）（p109）
尿素（ウレパールクリーム10%）	ク，ロ	陥入爪，巻き爪（p178）

▶ 皮膚軟化薬（胼胝，鶏眼）

　サリチル酸の角質軟化溶解作用により，角質を剝離する目的で使用する。

一般名（代表的な製品名）	剤形	本書での対応疾患と該当ページ
サリチル酸絆創膏（スピール膏M）	絆創膏	胼胝，鶏眼（p199）

4）皮膚感染

　細菌を殺し，皮膚感染を治療する目的で抗菌薬，抗ウイルス薬，抗真菌薬などを使用する。

▶ 抗菌薬

　化膿性の皮膚感染症やけが，やけどなどの細菌感染の予防に使用。ざ瘡の治療では，急性炎症期（原則3カ月まで）に外用抗菌薬を使用する。

3．皮膚外用療法

一般名（代表的な製品名）	剤形	本書での対応疾患と該当ページ
ナジフロキサシン （アクアチム軟膏1%）	軟，ク，ロ	ざ瘡（ニキビ）(p77)，伝染性膿痂疹（とびひ）(p128)
オゼノキサシン （ゼビアックスローション2%）	ロ	ざ瘡（ニキビ）(p77)
クリンダマイシンリン酸エステル （ダラシンTゲル1%）	ゲ，ロ	ざ瘡（ニキビ）(p77)
ドキシサイクリン塩酸塩水和物 （ビブラマイシン錠100mg）	錠	ざ瘡（ニキビ）(p77)
ミノサイクリン塩酸塩 （ミノマイシンカプセル100mg）	錠，カ，顆	ざ瘡（ニキビ）(p77)
ロキシスロマイシン （ルリッド錠150）	錠	ざ瘡（ニキビ）(p77)
セフジニル （セフゾン細粒小児用10%）	錠，カ，細	伝染性膿痂疹（とびひ）(p128)
ファロペネムナトリウム水和物 （ファロムドライシロップ小児用10%）	錠，ドライ	伝染性膿痂疹（とびひ）(p128)
ホスホマイシンカルシウム水和物 （ホスミシンドライシロップ200）	注，錠，ドライ	伝染性膿痂疹（とびひ）（MRSA）(p128)
スルタミシリントシル酸塩水和物 （ユナシン細粒小児用10%）	錠，細	伝染性膿痂疹（とびひ）(p128)
アモキシシリン水和物・クラブラン酸カリウム（クラバモックス小児用配合ドライシロップ）	ドライ	伝染性膿痂疹（とびひ）(p128)
セフカペン ピボキシル塩酸塩水和物（フロモックス錠100mg）	錠	陥入爪，巻き爪 (p178)
セファレキシン （ラリキシン錠250mg）	錠	蜂窩織炎 (p223)
スルタミシリントシル酸塩水和物 （ユナシン錠375mg）	錠	蜂窩織炎 (p223)
ミノサイクリン塩酸塩 （ミノマイシンカプセル100mg）	注，錠，カ，顆	蜂窩織炎 (p223)
セファゾリンナトリウム （セファメジンα点滴用キット1g）	注	蜂窩織炎 (p223)
アンピシリンナトリウム・スルバクタムナトリウム （ユナシン-S静注用3g）	注	蜂窩織炎 (p223)

一般名（代表的な製品名）	剤形	本書での対応疾患と該当ページ
クリンダマイシンリン酸エステル （ダラシンS注射液600mg）	注	蜂窩織炎 (p223)

▶ 抗ウイルス薬

　帯状疱疹，単純疱疹に対して使用する。初期に神経障害があれば，ステロイドと併用することもある。神経痛がある場合は，鎮痛薬や抗うつ薬なども併用する。

一般名（代表的な製品名）	剤形	本書での対応疾患と該当ページ
ビダラビン （アラセナ-A軟膏3%）	軟，ク	単純疱疹 (p83)
アシクロビル （ゾビラックス軟膏5%）	軟，ク，錠	単純疱疹 (p83)
バラシクロビル塩酸塩 （バルトレックス錠500）	注，錠，顆	単純疱疹 (p83)
ファムシクロビル （ファムビル錠250mg）	錠	帯状疱疹 (p87)，多形滲出性紅斑 (p231)
アメナメビル （アメナリーフ錠200mg）	錠	帯状疱疹のみ (p87)

▶ ざ瘡治療薬

　ざ瘡の治療では，アダパレン，過酸化ベンゾイルのいずれか，または両剤を外用することにより面皰の新生を抑制する。中等症以上では内服抗菌薬を追加。過酸化ベンゾイルには漂白作用があるため，頭髪，眉毛，衣服などに付着すると脱色・変色することがあるので注意が必要。

一般名（代表的な製品名）	剤形	本書での対応疾患と該当ページ
アダパレン （ディフェリンゲル0.1%）	ゲ	ざ瘡（ニキビ）(p77)
過酸化ベンゾイル （ベピオゲル2.5%）	ゲ	ざ瘡（ニキビ）(p77)
アダパレン・過酸化ベンゾイル （エピデュオゲル）	ゲ	ざ瘡（ニキビ）(p77)
クリンダマイシンリン酸エステル水和物・過酸化ベンゾイル （デュアック配合ゲル）	ゲ	ざ瘡（ニキビ）(p77)

3. 皮膚外用療法

▶ 抗真菌薬

　足白癬治療の基本は外用剤で，爪白癬合併例では内服も考慮する。爪白癬外用剤は周囲皮膚につくと接触皮膚炎を生じやすいので必ず拭き取るよう指導する。

　脂漏性皮膚炎の治療では，常在真菌であるマラセチアが関与しているため，即効性に乏しいものの抗真菌薬を使用する。瘙痒や落屑などの症状にはステロイドの併用を検討する。

一般名（代表的な製品名）	剤形	本書での対応疾患と該当ページ
テルビナフィン塩酸塩 （ラミシールクリーム1%）	錠，ク，液，ス	足白癬，爪白癬 (p102)
エフィナコナゾール （クレナフィン爪外用液10%）	液	足白癬，爪白癬 (p102)
ブテナフィン塩酸塩 （メンタックスクリーム1%）	ク，液，ス	足白癬，爪白癬 (p102)
ルリコナゾール （ルコナック爪外用液5%）	液	足白癬，爪白癬 (p102)
ルリコナゾール （ルリコン軟膏1%）	軟，ク，液	足白癬，爪白癬 (p102)
ラノコナゾール （アスタット軟膏1%）	軟，ク，液	足白癬，爪白癬 (p102)
ネチコナゾール塩酸塩 （アトラント軟膏1%）	軟，ク，液	足白癬，爪白癬 (p102)
リラナフタート （ゼフナートクリーム2%）	ク，液	足白癬，爪白癬 (p102)
アモロルフィン塩酸塩 （ペキロンクリーム0.5%）	ク	足白癬，爪白癬 (p102)
ケトコナゾール （ニゾラールクリーム2%）	ク，ロ	足白癬，爪白癬 (p102)，脂漏性皮膚炎 (p115)
ホスラブコナゾールL-リシンエタノール付加物 （ネイリンカプセル100mg）	カ	足白癬，爪白癬 (p102)

▶ 駆虫薬（疥癬治療薬）

イベルメクチンの内服，もしくはフェノトリンローションによる外用を中心に使用する。

一般名（代表的な製品名）	剤形	本書での対応疾患と該当ページ
フェノトリン （スミスリンローション5%）	□	疥癬 (p135)
イベルメクチン （ストロメクトール錠3mg）	錠	疥癬 (p135)

5) 角化症

紅斑や白色の鱗屑など，慢性化した炎症性角化症（乾癬）の症状を改善する目的で使用する。

▶ PDE4阻害薬

炎症性サイトカインの発現抑制により，乾癬の症状を改善する。紫外線療法と併用することができる。オテズラ錠は，フィルムコーティング錠なので，かみ砕いて服用しないよう指導する。

一般名（代表的な製品名）	剤形	本書での対応疾患と該当ページ
アプレミラスト （オテズラ錠30mg）	錠	乾癬 (p70)

▶ 乾癬治療薬

ビタミンD製剤であり，角質の異常な増殖を抑えることで，乾癬の症状を改善する。ステロイドと併用することがある。まれに，高Ca血症や急性腎不全などの重篤な症状を引き起こす可能性があるので，過剰な投与に注意する。

一般名（代表的な製品名）	剤形	本書での対応疾患と該当ページ
マキサカルシトール （オキサロールローション25μg/g）	軟，□	乾癬 (p70)，老人性色素斑，脂漏性角化症 (p151)，尋常性白斑 (p156)
マキサカルシトール・ベタメタゾン酪酸エステルプロピオン酸エステル（マーデュオックス軟膏）	軟	乾癬 (p70)
カルシポトリオール水和物・ベタメタゾンジプロピオン酸エステル（ドボベット軟膏）	軟，ゲル	乾癬 (p70)

3. 皮膚外用療法

▶ 角化症治療薬

　乾癬治療においては，重症例で使用する。紫外線療法と併用することができる。重度の腎・肝障害のある患者や妊婦・授乳婦への投与が禁忌となっているので，投与する際には注意が必要である。

一般名（代表的な製品名）	剤形	本書での対応疾患と該当ページ
エトレチナート （チガソンカプセル10）	カ	乾癬 (p70)

▶ モノクローナル抗体製剤

　乾癬治療において，高い治療効果が期待できる。自己注射が可能であるかどうか，関節症状の有無や合併症などを総合的に判断して薬剤を選択する。

一般名（代表的な製品名）	剤形	本書での対応疾患と該当ページ
インフリキシマブ（遺伝子組換え） （レミケード点滴静注用100）	注	乾癬 (p70)
アダリムマブ （ヒュミラ皮下注40mgシリンジ0.4mL）	注	乾癬 (p70)
イキセキズマブ（遺伝子組換え） （トルツ皮下注80mgオートインジェクター）	注	乾癬 (p70)
ウステキヌマブ（遺伝子組換え） （ステラーラ皮下注45mgシリンジ）	注	乾癬 (p70)
セクキヌマブ（遺伝子組換え） （コセンティクス皮下注150mgペン）	注	乾癬 (p70)
ブロダルマブ（遺伝子組換え） （ルミセフ皮下注210mgシリンジ）	注	乾癬 (p70)
グセルクマブ（遺伝子組換え） （トレムフィア皮下注100mgシリンジ）	注	乾癬 (p70)

6) 口内炎

単発のアフタ性口内炎には，貼付剤を選択し，病変の広がりによって軟膏剤や噴霧剤を使い分ける。

▶ 口腔用製剤

アズレンスルホン酸ナトリウム水和物の単剤，もしくはステロイドの外用剤と併用することもある。

一般名（代表的な製品名）	剤形	本書での対応疾患と該当ページ
デキサメタゾン （デキサルチン口腔用軟膏1mg/g）	軟	口内炎，口角炎 (p184)
トリアムシノロンアセトニド （オルテクサー口腔用軟膏0.1%）	軟	口内炎，口角炎 (p184)
アズレンスルホン酸ナトリウム水和物（アズノールうがい液4%）	錠，ST錠，う	口内炎，口角炎 (p184)
アズレンスルホン酸ナトリウム水和物・炭酸水素ナトリウム （含嗽用ハチアズレ顆粒）	顆	口内炎，口角炎 (p184)
トリアムシノロンアセトニド （アフタッチ口腔用貼付剤25μg）	貼	口内炎，口角炎 (p184)

▶ 低亜鉛血症治療薬，漢方薬，ビタミンB_2・B_6

口内炎の補助療法としてビタミンB_2を投与する。漢方薬では半夏瀉心湯に適応があり，投与を検討する。亜鉛欠乏が認められた場合は，亜鉛を補給する。

脂漏性皮膚炎の治療では外用抗真菌薬とともに，ビタミン剤を初期から維持期まで併用が可能。サプリメントでも代用が可能である。

一般名（代表的な製品名）	剤形	本書での対応疾患と該当ページ
酢酸亜鉛水和物 （ノベルジン錠50mg）	錠	口内炎，口角炎 (p184)
半夏瀉心湯エキス （半夏瀉心湯エキス顆粒）	顆	口内炎，口角炎 (p184)
フラビンアデニンジヌクレオチド （フラビタン錠10mg）	錠	脂漏性皮膚炎 (p115)，口内炎，口角炎 (p184)
リボフラビン酪酸エステル （ハイボン錠20mg）	錠，細	口内炎，口角炎 (p184)
ピリドキサールリン酸エステル水和物（ピドキサール錠10mg）	錠	脂漏性皮膚炎 (p115)

7）疼痛
▶ 鎮痛薬，抗炎症薬，解熱薬，抗うつ薬
疼痛緩和の目的で鎮痛薬や抗うつ薬などを併用することもある．

一般名（代表的な製品名）	剤形	本書での対応疾患と該当ページ
ロキソプロフェンナトリウム水和物 （ロキソニン錠60mg）	錠，顆粒，ゲル	帯状疱疹（p87）
アセトアミノフェン （カロナール錠300）	錠，細，シ	手足口病（p207）
プレガバリン （リリカカプセル75mg）	OD錠，カ	帯状疱疹（p87）
ワクシニアウイルス接種家兎炎症皮膚抽出液 （ノイロトロピン錠4単位）	注，錠	帯状疱疹（p87）
リドカイン （ペンレステープ18mg）	テ	伝染性軟属腫（水疣）（p98）
アミトリプチリン塩酸塩 （トリプタノール錠10）	錠	帯状疱疹（p87）

▶ 末梢神経障害治療薬
帯状疱疹などにより末梢神経障害がある場合に使用する．

一般名（代表的な製品名）	剤形	本書での対応疾患と該当ページ
メコバラミン （メチコバール錠500μg）	錠，顆	帯状疱疹（p87）

8）疣贅
ウイルス性疣贅の治療は，①物理的局所療法，②腐食性，毒性をもつ局所薬剤の塗布，③免疫賦活作用のある薬剤の内服薬または外用剤などから，症状にあわせて治療法を選択する．

▶ 漢方薬
ヒト乳頭腫ウイルス（HPV）への免疫反応を促す．

一般名（代表的な製品名）	剤形	本書での対応疾患と該当ページ
ヨクイニンエキス （ヨクイニンエキス錠「コタロー」）	錠，散	ウイルス性疣贅（p93）

一般名（代表的な製品名）	剤形	本書での対応疾患と該当ページ
ヨクイニン（ヨクイニン末）	末	ウイルス性疣贅 (p93)

▶ 尖圭コンジローマ治療薬

適応症は，尖圭コンジローマのみ。

一般名（代表的な製品名）	剤形	本書での対応疾患と該当ページ
イミキモド（ベセルナクリーム5%）	ク	ウイルス性疣贅 (p93)

9）褥瘡・皮膚潰瘍
▶ 皮膚潰瘍治療薬

ヨウ素やスルファジアジン銀，精製白糖・ポビドンヨードは，滲出液，感染，壊死組織の制御を目的で使用する。トラフェルミンやアルプロスタジル アルファデクス，トレチノイントコフェリルは，肉芽の形成，創の縮小を目的に使用する。

一般名（代表的な製品名）	剤形	本書での対応疾患と該当ページ
ヨウ素（カデックス軟膏0.9%／ヨードコート軟膏0.9%）	軟，外用散	褥瘡 (p173)
精製白糖・ポビドンヨード（ユーパスタコーワ軟膏）	軟	粉瘤，炎症性粉瘤 (p161)，褥瘡 (p173)
アルプロスタジル アルファデクス（プロスタンディン軟膏0.003%）	軟	熱傷（やけど）(p167)，褥瘡 (p173)
トレチノイン トコフェリル（オルセノン軟膏0.25%）	軟	褥瘡 (p173)
スルファジアジン銀（ゲーベンクリーム1%）	ク	褥瘡 (p173)
トラフェルミン（遺伝子組換え）（フィブラストスプレー250）	ス	熱傷（やけど）(p167)，褥瘡 (p173)
ジメチルイソプロピルアズレン（アズノール軟膏0.033%）	軟	手足口病 (p207)

10）腫瘍
▶ 抗がん薬

悪性黒色腫の薬物療法では，根治的な切除ができない病期Ⅲおよび病期Ⅳに対し，免疫チェックポイント阻害薬または小分子化合物（BRAF阻害薬＋MEK阻害薬）を使用する。

一般名（代表的な製品名）	剤形	本書での対応疾患と該当ページ
ダブラフェニブメシル酸塩 （タフィンラーカプセル75mg）	カ	悪性黒色腫（p218）
トラメチニブ　ジメチルスルホキシド付加物（メキニスト錠2mg）	錠	悪性黒色腫（p218）
ニボルマブ（遺伝子組換え） （オプジーボ点滴静注20mg）	注	悪性黒色腫（p218）
イピリムマブ（遺伝子組換え） （ヤーボイ点滴静注液50mg）	注	悪性黒色腫（p218）
ペムブロリズマブ（遺伝子組換え） （キイトルーダ点滴静注20mg）	注	悪性黒色腫（p218）

11）脱毛
▶ 脱毛症治療薬

軽症例では，カルプロニウム塩化物とセファランチンの併用が有効なことがある。ステロイドの併用も可能である。

一般名（代表的な製品名）	剤形	本書での対応疾患と該当ページ
カルプロニウム塩化物 （フロジン外用液5％）	液	円形脱毛症（p145）
セファランチン （セファランチン錠1mg）	注，末，錠	円形脱毛症（p145）

＊：剤形表記
注：注射，錠：錠剤，カ：カプセル剤，散：散剤，顆：顆粒剤，細：細粒剤，シ：シロップ剤，ドライ：ドライシロップ，軟：軟膏剤，ク：クリーム剤，ロ：ローション剤，フォ：フォーム剤，ゲ：ゲル剤，貼：貼付剤，眼軟：眼軟膏剤，内：内用液，う：うがい液

第2章

よくみかける皮膚疾患の鑑別とくすりの使い方

1 アトピー性皮膚炎

- 皮膚バリアの障害，アレルギー性炎症，瘙痒が病態にかかわる。
- 皮疹は左右対称性の湿疹病変で，寛解増悪を繰り返す。
- アトピー皮膚と称される，毛孔一致性の角化を伴う乾燥皮膚が存在する。
- 乳児期より発症することが多いが，一部は成人になって発症する。

症例1 発赤が繰り返し生じ，痒みがひどい

　幼少時は肘窩（肘の内側），膝窩（膝の裏側），頸部などに湿疹を繰り返していたが，中学生のころには軽快し，高校生ではほぼ気にならなくなっていた。しかし，大学に入学したころから皮疹が再燃。発赤が繰り返し生じるようになり，痒みがひどく受診した。(35歳，男性)

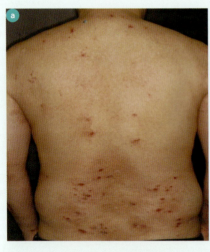 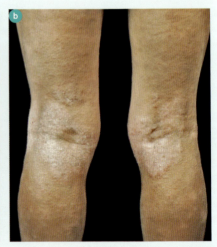

ⓐ 腰の掻破痕，苔癬化，背中に痒疹がみられる。
ⓑ 膝窩に左右対称性に苔癬化がみられる。

症例1 へのアプローチは ➡ 50ページ参照

鑑別のポイント

1) 軽症で部位が限局している場合は鑑別に悩むことがあるが，強い痒み，アトピー素因，アトピー皮膚の存在が診断につながる。
2) 慢性で左右対称性の瘙痒の強い皮疹は，アトピー性皮膚炎を疑う。
3) 血清総IgE値の高値は，アトピー性皮膚炎の約80％で認められ，診断の参考となる。
4) さまざまな臨床症状を示す。肘窩，膝窩に苔癬化が認められる症例だけではない。

類似した疾患

ⓒ 接触皮膚炎（52ページ参照）
部位が限局性であり，漿液性丘疹が混じる。

ⓓ 脂漏性皮膚炎（115ページ参照）
脂漏部位が主な発症部位となる。

ⓔ 皮脂欠乏性湿疹（58ページ参照）
高齢者の下腿に多く，秋季〜冬季に発症しやすい。

ⓕ 疥癬（135ページ参照）
痒みが強く，指の間，陰部などに特徴的な皮疹がある。

ⓖ 皮膚リンパ腫
成人発症，浸潤を触れる皮疹，紅皮症の状態の際は皮膚リンパ腫である可能性があり，注意が必要となる。

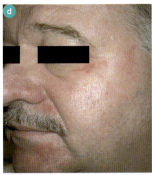
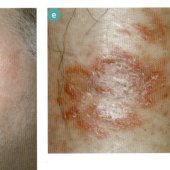
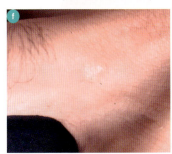
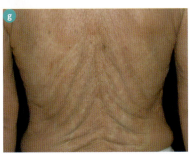

治療方針

アトピー性皮膚炎の治療は，①スキンケア，②悪化因子の検索と除去，③抗炎症薬の使用が柱となる。ステロイドやタクロリムス，保湿剤，抗ヒスタミン薬などを組み合わせて使用することで炎症，痒みを速やかに軽減し，寛解状態の導入を目指す。その後，ステロイドやタクロリムスは外用間隔をあけ，プロアクティブ療法などにより寛解を維持する。末梢血好酸球数，血清LDH値，TARC値は重症度，病勢の参考となる。

くすりはこう使う！

1. 外用剤の使い方

▶ ステロイド
- 最初は強め（ベリーストロング）から開始する。
- 使用する部位（体幹または顔面），皮膚の状態によって，ステロイドのランクを使い分ける。

▶ タクロリムス
- 顔や頸部などステロイド外用剤の副作用が懸念される部位の皮疹に有用。
- 症例によっては体幹・四肢にも使用する。

> **処方例**
>
> [体幹・四肢]
> ① リドメックスコーワ軟膏 0.3%　　1日1〜2回　朝，入浴後　塗布
> 　（一般名：プレドニゾロン吉草酸エステル酢酸エステル）················**軽度**
> ② リンデロン-V軟膏 0.12%　　1日1〜2回　朝，入浴後　塗布
> 　（一般名：ベタメタゾン吉草酸エステル）·····························**中等度**
> ③ アンテベート軟膏 0.05%　　1日1〜2回　朝，入浴後　塗布
> 　（一般名：ベタメタゾン酪酸エステルプロピオン酸エステル）············**重度**
>
> [顔面・頸部]
> ④ プロトピック軟膏 0.1%　　⎫
> 　（一般名：タクロリムス水和物）　⎬ 混合　1日1〜2回　朝，入浴後　塗布
> 　白色ワセリン　　　　　　　　⎭
> 　（一般名：白色ワセリン）·······································**軽度**
> ⑤ ロコイド軟膏 0.1%　　1日1〜2回　朝，入浴後　塗布
> 　（一般名：ヒドロコルチゾン酪酸エステル）·····················**中等度〜重度**

⑥プロトピック軟膏0.1%　　1日1〜2回　朝，入浴後　塗布
　（一般名：タクロリムス水和物）…………………………………………中等度〜重度

> Point！　ステロイドのランクや外用剤の基剤に注意する。

▶ 保湿剤

保湿成分を含む乳剤性基剤（ヘパリン類似物質，尿素）または油脂性基剤（白色ワセリン）を使用する。
- 使用感，部位を考慮した基剤（軟膏，クリーム，ローション）を選択する（27ページ参照）。
- 夜は入浴後に使用する。

処方例
①ヒルドイドローション0.3%　　　　1日1〜2回　塗布　50g
　（一般名：ヘパリン類似物質）
②白色ワセリン　　　　　　　　　　1日1〜2回　塗布　100g
　（一般名：白色ワセリン）

> Point！　保湿剤の使用量については，フィンガーチップユニットを目安にする。

2. 内服薬の使い方

▶ 抗アレルギー薬

痒みを軽減，予防する目的で使用する。

処方例
①タリオン錠10mg　　1回1錠　1日2回　朝，夕 食後　14日分
　（一般名：ベポタスチンベシル酸塩）
②アレロック錠5　　　1回1錠　1日2回　朝，夕 食後　14日分
　（一般名：オロパタジン塩酸塩）

　　　　　　　　　　　　　　　　　　　　　　　　　　　　　など

> Point！　単独では使用しない。外用剤と併用する。

1．アトピー性皮膚炎

患者指導のポイント

1) 清潔，保湿は皮膚バリア機能維持のために重要である。
2) 室内の清掃は室内のヒョウヒダニなどを増やさないために必要。
3) 掻き壊さないよう，爪はまめに切る。
4) 皮膚への刺激を避けるため強く擦るように汗や水分を拭き取るのは避ける。
5) 石鹸やシャンプー，リンスは残ってしまうと刺激になることがあるので，よくすすぐようにする。
6) 高い温度のお湯は痒みを増すため避けるようにする。

症例1 へのアプローチ

1) タリオン錠10mg　　　　　　1回1錠　1日2回　朝，夕　14日分
　（一般名：ベポタスチンベシル酸塩）
2) アンテベート軟膏0.05%　　　1日1～2回　四肢　塗布　20g
　（一般名：ベタメタゾン酪酸エステルプロピオン酸エステル）
3) ヒルドイドソフト軟膏0.3%　　1日1～2回　四肢　塗布　100g
　（一般名：ヘパリン類似物質）
4) プロトピック軟膏0.1%　　　　1日1～2回　四肢　塗布　10g
　（一般名：タクロリムス水和物）

処方コメント
基本は抗アレルギー薬，保湿剤，ステロイドを組み合わせて使う。

治療効果のみかた

1. 治療効果の確認
- ステロイドはしっかり紅斑，鱗屑が消退するまで継続的に外用する。
- 瘙痒もなくなり，色素沈着主体になれば，ステロイド，タクロリムスの外用の間隔をあける。例えば1日おきにする。

2. こんなときは専門医へつなぎましょう
- 良好な治療効果が得られない。
- 皮膚リンパ腫，疥癬など，別の疾患が疑われるも鑑別できない。
- 経過がアトピー性皮膚炎とは言いがたい。

> **コラム**
>
> ## タクロリムスの使い方
>
> 　アトピー性皮膚炎の治療では，炎症や瘙痒を速やかに鎮静させることが重要です。タクロリムスと組み合わせて使用する薬剤は，ステロイドが基本となります。タクロリムスは，ステロイドによる局所性の副作用が認められる部位，ステロイドは既存療法では効果が不十分な場合に高い適応を有します。強力な薬効を必要とする重症の皮疹を生じた部位に使用する場合には，ベリーストロングクラス以上のステロイドで症状の改善を図ったのち，タクロリムス軟膏を使用するようにしましょう。タクロリムスのもつ保湿性は症例を選べば，寛解維持に有効であると考えられます。

2 接触皮膚炎（かぶれ）

- ☑ 外来性の化学物質が皮膚に接触し，それが刺激物質として，またはアレルギー反応の抗原（アレルゲン）として作用することにより，皮膚に湿疹性の炎症を起こす。
- ☑ 多くは比較的限局した部位に，皮疹や痒みを生ずる場合が多い。
- ☑ 皮膚に接触した物質に紫外線があたりアレルギー性物質として作用し（光アレルギー性物質），湿疹を起こすことがある（光アレルギー性接触皮膚炎）。
- ☑ 発疹は一般的な湿疹の形状，すなわち紅斑（あかい），丘疹（ぶつぶつ），小水疱（小さい水ぶくれ），苔癬化（がさがさ，ごわごわ）といった外見をとることが多い。
- ☑ 原因物質の特定，除去をすることで治療の長期化を防ぐことができる。

症例2 湿布薬の貼付部位に発赤と痒み

　10日ほど前より，左肘周囲に痛みがあり湿布薬（市販）を購入した。それから毎日貼っていたところ，貼付部位にほぼ一致して痒み，発赤を生じるようになり，徐々に悪化してきたため受診した。（75歳，男性）

症例3 化粧水の使用で頸部に紅斑と痒み

　数日前，それまで使用していた化粧品とは異なる化粧品の使用をはじめた。化粧水などは顔面のみならず，頸部にも塗っていた。徐々に頸部に紅斑と痒みが生じ，拡大してきたため受診した。（Kさん52歳，女性）

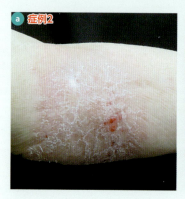
a 症例2

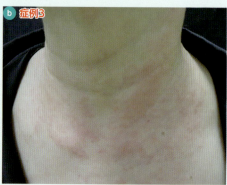
b 症例3

ⓐ （症例2）左肘の内側に鱗屑を伴う比較的境界明瞭な紅斑がみられる。
ⓑ （症例3）前頸部に紅色丘疹を伴う浮腫性の紅斑がみられる。

症例2 ， 症例3 へのアプローチは ➡ 56ページ参照

鑑別のポイント

1) 発症時期が比較的はっきりしており，部位が限局していれば，まず接触皮膚炎を疑う。原因物質の付着状況により，発疹が左右対称，もしくは非対称になる。
2) 診断の手がかりとしては，詳細な問診が重要になる。患者の職業や生活スタイルも考慮し，医療者側から考えうる原因をいくつかあげ，患者が記憶をたどる手伝いをすることもときには必要。患者が原因物質を誤認している場合もあるので注意する。

類似した疾患

ⓒ **アトピー性皮膚炎**（46ページ参照）
　左右対称性で経過が比較的長く，皮膚が全般的に乾燥症状を呈していることが多い。

ⓓ **脂漏性皮膚炎**（115ページ参照）
　顔面（眉間，鼻の周囲，耳周囲），頸部など脂漏部位を中心に症状が繰り返しやすい。

ⓔ **皮脂欠乏性湿疹**（58ページ参照）
　高齢者の下肢や体幹に多く，冬季に症状が悪化しやすい。

ⓕ **虫さされ**（212ページ参照）
　掻破してしまうと，接触皮膚炎と患部が類似することがある。発症時期が比較的はっきりしており，丘疹が主体になることが多い。発症時期は丘疹ごとに異なるため，新旧混在することが多い。

ⓖ **毒蛾（毛虫）皮膚炎**
　発症時期は，ほかの虫さされよりもさらにはっきりしている。部位も限局しており，丘疹が目立ち，比較的形状がそろっていることが多い。

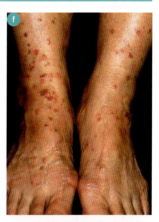
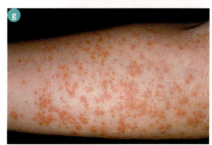

2. 接触皮膚炎（かぶれ）

治療方針

接触皮膚炎の治療は，詳細な問診により可能な限り原因となる物質の特定をすすめることがカギとなる。問診により原因物質をある程度絞れたら，可能な範囲でパッチテストにより原因物質の特定を行う。特定ができたら原因物質の曝露を避けるための指導を行う。治療は，ステロイドの外用剤を主体に行う。また，補助的に抗ヒスタミン薬の内服を併用することもある。痒みがひどく，広範囲に拡大している場合は，一時的にステロイドの内服薬を投与することもある。

くすりはこう使う！

1. 外用剤の使い方

▶ **ステロイド**

- 治療は，ステロイドの外用剤（ストロング～ベリーストロング）が主体になる。原因物質の除去，または曝露防止のための工夫を効果的に行えれば，さらに短期間での治癒が見込める。

処方例

[体幹・四肢]
① リドメックスコーワ軟膏0.3%　　1日2～3回　朝，入浴後or痒いとき適宜　塗布
　（一般名：プレドニゾロン吉草酸エステル酢酸エステル）………… **軽度～中等度**
② リンデロン-V軟膏0.12%　　1日2～3回　朝，入浴or痒いとき適宜　塗布
　（一般名：ベタメタゾン吉草酸エステル）………………………………… **中等度～重度**
③ アンテベート軟膏0.05%　　1日2～3回　朝，入浴or痒いとき適宜　塗布
　（一般名：ベタメタゾン酪酸エステルプロピオン酸エステル）………………… **重度**

[顔面・頸部]
④ ロコイド軟膏0.1%　　1日2～3回　朝，入浴後or痒いとき適宜　塗布
　（一般名：ヒドロコルチゾン酪酸エステル）………………………………………… **軽度**
⑤ リドメックスコーワ軟膏0.3%　　1日2～3回　朝，入浴後or痒いとき適宜　塗布
　（一般名：プレドニゾロン吉草酸エステル酢酸エステル）………… **中等度～重度**

> **Point!** ステロイドのランクは，炎症の強弱や患者の生活環境，部位などの関係で外用が可能な回数を考慮し，適宜増減可能である。ステロイド外用剤は軟膏剤が無難である。ときには液剤やクリーム剤を処方することもあるが，アルコール分を含む薬剤もあり，掻き傷の多い部位には刺激性を有することもあるので注意が必要である。

2. 内服薬の使い方

▶ 抗ヒスタミン薬，抗アレルギー薬

- 抗ヒスタミン薬や抗アレルギー薬の内服は，痒みの軽減，夜間の掻破防止などの目的で用いることもある。

処方例
① アレロック錠5 　　　　1回1錠　1日2回　朝，夕 食後　7日分
　（一般名：オロパタジン塩酸塩）
② デザレックス錠5mg　　1回1錠　1日1回　夕 食後　7日分
　（一般名：デスロラタジン）
　　　　　　　　　　　　　　　　　　　　　　　　　　　　　　など

> **Point!** ステロイド外用剤が治療の主体であるが，抗ヒスタミン薬や抗アレルギー薬などの内服薬についても，やや重度な場合から補助的に用いることがある。症状がさらに重度な場合や湿疹，痒みが全身にわたり夜間の睡眠もままならないケースなどでは，ステロイドの内服薬を短期で処方することもある。

患者指導のポイント

1) 治療のうえで最も大切なことは，原因となった刺激性物質やアレルギー物質を特定したうえで，その除去ないし曝露を防止することであり，それができれば治療の半分以上はすんだといえる。このことを患者に十分に理解させるとともに，治癒後に再び原因物質に曝露することがないよう十分に指導する。
2) 湿疹部位によっては，衣服との摩擦が強かったり，原因物質以外のほかの刺激性物質に接触したり，患者が繰り返し掻破することで症状が遷延したり，湿疹部位が拡大することもある。きちんと治療が済むまでは，これらの刺激から保護するための工夫についても指導するとよい（例：手の湿疹の場合は，洗剤や食材使用時に手袋をする，肘・膝・腰部などの湿疹には薬剤を外用後，ガーゼなどで保護する，など）。

> 症例 2 へのアプローチ
>
> 1) アレロック錠5　　　　　　1回1錠　1日2回　朝, 夕　7日分
> 　（一般名：オロパタジン塩酸塩）
> 2) リンデロン-V軟膏0.12%　　1日2〜3回　湿疹部　塗布　5g
> 　（一般名：ベタメタゾン吉草酸エステル）
>
> 症例 3 へのアプローチ
>
> 1) デザレックス錠5mg　　　　1回1錠　1日1回　夕　7日分
> 　（一般名：デスロラタジン）
> 2) ロコイド軟膏0.1%　　　　　1日2〜3回　湿疹部　塗布　5g
> 　（一般名：ヒドロコルチゾン酪酸エステル）
>
> ---
>
> 処方コメント
>
> 　生活上, 肘も頸部も衣服の摩擦や汗などによる追加の刺激を受けやすい部位であり, 治療中に痒みが再燃し, 掻破しやすいであろうことを考慮し, 抗アレルギー薬の内服もあわせて処方した。症例 2 の場合は「湿布薬」, 症例 3 の場合は, 少なくとも同じ「化粧水」をうっかり使用することがないよう指導も忘れずに行う。

治療効果のみかた

1. 治療効果の確認

- ステロイドの外用により, 痒み, 紅斑がしっかり治まるまで治療を継続する。原因となった刺激物質の除去, 曝露防止の工夫が効果的にできていれば治癒も早い。
- 原因となった（推定される）刺激物質は, 誤認していたり, 1つとは限らない場合もあるので, 比較的短期間のうちに同様のエピソードを繰り返していないか, 観察することも重要となる。また, 患者が原因物質の代替品として使用したものが, 再び刺激性もしくはアレルギー性接触皮膚炎を起こすこともあるため注意が必要である。

2. こんなときは専門医へつなぎましょう

- 症状が全身に拡大し, 重度となる。
- 適切なランクのステロイドをきちんと外用しているにもかかわらず, 症状が変わらないか悪化してしまった。
- 原因となりそうな刺激物質を特定しきれない。
- 治療によりいったんは治癒するものの, 同じようなエピソードを何度も繰り返す。

> **コラム**
>
> **症例3** **Kさんからの質問：症状が首にだけ出たのはなぜ？**
>
> Kさん：新しく買った化粧水を首にもつけました。でも，その前に顔にももっとたっぷりと塗っています。顔には発疹が出ないのに，首にだけ出たのはなぜでしょうか？
>
> 医師　：接触皮膚炎には，大きく分けて2通りあります。アレルギー性接触皮膚炎は，ご存知のとおり，その人にとってのアレルギー物質が皮膚について炎症を起こすもので，そのアレルギーをもっている人だけに，少量接触しただけで発症します。しかし，接触皮膚炎にはもう一つあります。皮膚バリアの役目をする角質層が，洗いすぎなどの理由で崩れているときには，刺激物質がそこから侵入し，直接，表皮の細胞を刺激して皮膚炎を起こすことがあります。これが刺激性接触皮膚炎で，この場合，特にその物質のアレルギーではなく，角質に障害があった部位だけに発症し，塗った場所すべてに発症するわけではない，ということもありえます。
>
> Kさん：では，私の場合は，刺激性接触皮膚炎だったのでしょうか？
>
> 医師　：パッチテストで確認する必要があるかもしれませんが，今回の症状はそれで説明することができます。最近は，洗浄力の高い石鹸で，普段から皮膚を洗いすぎていたり，そのほかにも，汗や紫外線などでも角質層は乱れることがあり，そのようなときに化粧品類（化粧水，乳液，日焼け止めなど），外用剤などが刺激物質としてはたらき，皮膚炎を起こしたと考えられるケースはよくみられます。
>
> Kさん：確かに，清潔好きなので，ごしごしとよく洗っていたかもしれません。気をつけます。

3 乾皮症，皮脂欠乏性湿疹

- ☑ 乾皮症とは，いわゆる乾燥肌のことである。軽微な乾皮症は，肉眼的観察のみではわかりづらいことがある。一見変化のない皮膚であっても，瘙痒を認める場合には乾皮症の可能性がある。
- ☑ 皮膚の乾燥が進むと，細かい鱗屑（白く粉をふいたような状態）や，より大型の乾いた膜様の鱗屑が観察され，皮膚が菱形に区画されているようにみえる。また，亀裂を生じることもある。搔破がきっかけとなり湿疹化すると，紅斑，乾いた鱗屑，漿液性丘疹などが生じる。
- ☑ 発汗量の少ない体幹部や下腿前面が好発部位であるが，全身のどこにでも生じうる。

症例 4 搔破しているうちに鱗屑を伴う紅斑が多発

　X年2月に体幹・四肢に瘙痒が生じ，搔破しているうちに鱗屑を伴う紅斑が多発した。以前より，洗った気がしないとしてナイロンタオルなどで体を擦り洗いする習慣があった。発症より2カ月後に当科を受診。皮膚全体は，触診にて「滑らかさ」を欠き，がさがさしていた。詳しく観察すると，ごく細かい鱗屑を付着する部位もある。下腿の脛骨前面には亀裂，紅斑もみられた。（67歳，男性）

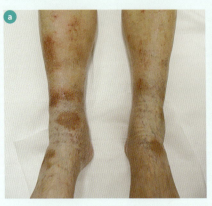 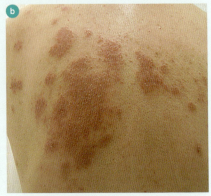

ⓐ 両下腿には細かい鱗屑や亀裂がみられ，紅斑，色素沈着を認める。瘙痒あり。
ⓑ 背部の皮膚全体もがさがさしており，爪甲大〜貨幣大までの鱗屑を伴う紅斑が多発している。強い瘙痒あり。

症例 4 へのアプローチは ➡ 62ページ参照

鑑別のポイント

1) 晩秋季～冬季にかけて発症し，春季になると改善する傾向がある。
2) 主として，発汗量の少ない体幹部や下腿前面に皮膚乾燥，瘙痒，（皮脂欠乏性湿疹となった場合は）乾いた鱗屑を伴う紅斑がみられる。
3) 生活環境中に湿度低下を招く条件がある。また生活習慣中に角質，皮脂の過剰な剥脱につながる因子があることが多い。また，エアコンによる室内湿度低下や過度な洗浄習慣などから，夏季を含む通年性に生じうる。
4) 皮脂欠乏性湿疹は，治療が適切に行われればいったんは軽快，治癒しうる。乾皮症については，保湿剤の継続使用，生活環境や生活習慣の是正により寛解状態を維持することが可能である。
5) 皮脂腺未発達の小児や皮脂分泌機能が低下した高齢者に好発する。
6) 生活環境により，若年者の発症も珍しくはない。

類似した疾患

▶ 乾皮症

ⓒ 皮膚瘙痒症
紅斑，鱗屑など皮膚表面の変化を認めず，瘙痒がある。皮膚表面の変化が不明瞭な軽微な乾皮症との区別は難しい。基礎疾患として①糖尿病，②肝障害，③腎障害，④悪性腫瘍，⑤薬剤性――などがあげられる。乾皮症の治療に反応しない場合は念頭に置く必要もある。

▶ 皮脂欠乏性湿疹

ⓓ アトピー性皮膚炎（⇒46ページ参照）
一般的には幼少期に発症し，長期にわたり関節屈曲面などを中心に左右対称に湿疹病変の消長を認める。

ⓔ 接触皮膚炎（⇒52ページ参照）
湿疹部位に，原因となる特定の物質との継続した接触がある。

ⓕ 斑状類乾癬
体幹部や四肢近位側に多発する。境界明瞭な5cm大の表面平滑な淡い褐色～紅褐色の斑。表面には細かいちりめん状のシワや鱗屑がみられることもある。瘙痒なし。

ⓖ 尋常性乾癬
境界明瞭な紅斑であり，乾いた銀白色の鱗屑が付着する。肘頭，膝頭など擦れる場所が好発部位であり，頭皮や爪に病変を伴うことがある。瘙痒を認めることもあるので，その有無のみで鑑別はできない。

治療方針

保湿剤を定期的に塗布し，湿疹化を認める場合はステロイドを湿疹部位に重ねて塗布する。瘙痒が強い場合は，落ち着くまで抗アレルギー薬の内服を併用することも考慮する。これらの薬物治療を適切に行うと同時に，皮脂欠乏につながりやすい生活環境や生活習慣があれば是正するよう促す。

くすりはこう使う！

1. 外用剤の使い方

▶ 保湿剤

- 入浴後は10分以内に塗布するとより効果的である。就寝後，体が温まると瘙痒が生じやすい傾向があるため，就寝前の塗布が効果的な場合もある。

　ヘパリン類似物質と尿素は，角質への水分保持作用がある。ワセリンは被覆・保護作用のみを有する。ヘパリン類似物質製剤には4剤形があるが，基本は油中水型クリーム，ローション，フォーム（泡）の3剤形の中から塗布する部位，面積，使用感を考慮して選択する。

> **処方例**
> ① ヒルドイドソフト軟膏0.3%　　　1日1〜2回　朝，入浴後または就寝前　塗布
> 　（一般名：ヘパリン類似物質）
> ② ケラチナミンコーワクリーム20%　1日1〜数回　塗布
> 　（一般名：尿素）
> ③ プロペト　　　　　　　　　　　1日1〜2回　四肢，体幹の乾燥のみの部位
> 　（一般名：白色ワセリン）　　　　　　　　　　塗布
> 　　　　　　　　　　　　　　　　　　　　　　　　　　　　　　　　　　　など

Point! 尿素製剤は，亀裂部位や湿疹性の炎症が強い部位には刺激感を生じるため，患部によっては適さない場合がある。

▶ ステロイド

- 湿疹を伴っている場合に使用する。皮疹の部位や重症度に適したランクのステロイドの外用が重要になる。

> **処方例**
>
> [体幹・四肢]
> ①リドメックスコーワ軟膏0.3%　　1日1〜2回　朝，入浴後または就寝前　塗布
> 　（一般名：プレドニゾロン吉草酸エステル酢酸エステル）……………………**軽度**
> ②アンテベート軟膏0.05%　　1日2回　朝，夕　塗布
> 　（一般名：ベタメタゾン酪酸エステルプロピオン酸エステル）………**中等度〜重度**
> ③マイザー軟膏0.05%　　1日2回　朝，夕　塗布
> 　（一般名：ジフルプレドナート）………………………………………**中等度〜重度**

Point!　乾皮症のみであっても，保湿剤と併用することにより瘙痒の改善につながる場合もある。

2. 内服薬の使い方

▶ 抗アレルギー薬

- 抗アレルギー薬には1982年までに発売された第1世代とそれ以降に発売の第2，3世代がある。第1世代は抗コリン作用による眠気や眼圧上昇，尿閉などの副作用が起こりやすいため，特に高齢者では第2世代以降の薬剤を選択することが望ましい。また，第3世代では眠気などの中枢神経抑制作用がほとんどないとされる薬剤もある。

> **処方例**
>
> ①ザイザル錠5mg　　1回1錠　1日1回　夕　食後または就寝前
> 　（一般名：レボセチリジン塩酸塩）
> ②タリオン錠10mg　　1回1錠　1日2回　朝，夕　食後または就寝前
> 　（一般名：ベポタスチンベシル酸塩）
> ③アレロックOD錠5　1回1錠　1日2回　朝，夕　食後　14日分
> 　（一般名：オロパタジン塩酸塩）

Point!　肝機能障害，腎機能障害を有する場合は，薬剤の代謝経路も考慮し選択する。

患者指導のポイント

1) スキンケアとして保湿剤を定期的かつ必要部位へ広めに外用するよう指導する。症例によっては寛解維持のための継続も必要である。湿疹を生じている場合のステロイドの塗布も，改善がみられるまで定期的に行う必要があることを説明する。
2) 入浴時の過度な洗浄は避ける。ボディソープは固形石鹸に比べて皮膚の乾燥を招きやすい。また，ナイロンタオルや表面の粗いタオルで擦り洗いすることや長時間湯船につかることは角質や皮脂の過剰な除去につながるので避けるよう説明する。
3) エアコン使用時の湿度低下に注意する。暖房器具への接近やこたつや電気毛布の使用，紫外線曝露なども皮脂欠乏の原因となりうる。

症例 4 へのアプローチ

1) プロペト　　　　　　　　　　　1日1〜2回　四肢，体幹の乾燥のみの部位
   （一般名：白色ワセリン）　　　　　　　　　　　　　　　　　塗布　50g
2) マイザー軟膏0.05%　　　50g ┐
   （一般名：ジフルプレドナート）├ 等量混合
   プロペト　　　　　　　　　50g ┘
   （一般名：白色ワセリン）　　　1日1〜2回　四肢，体幹の湿疹部位
   　　　　　　　　　　　　　　　　　　　　　　　　　　　　塗布　100g
3) リドメックスコーワ軟膏0.3%　25g ┐
   （一般名：プレドニゾロン吉草酸エステル酢酸エステル）├ 等量混合
   ヒルドイドソフト軟膏0.3%　　25g ┘
   （一般名：ヘパリン類似物質）　　1日1〜2回　下肢全体　塗布　50g
4) アレロックOD錠5　　　　1回1錠　1日2回　朝，夕　食後　14日分
   （一般名：オロパタジン塩酸塩）

処方コメント

湿疹病変が瘙痒，炎症を伴わない淡い色素斑となるまでは「2) マイザー軟膏・プロペト 等量混合」を広めに塗布し，抗アレルギー薬の内服をするよう指導した。湿疹が沈静化してからも乾皮症は持続しており，瘙痒が持続していた下肢では「3) リドメックス軟膏・ヒルドイドソフト軟膏 等量混合」を，消失した部分ではプロペトの外用を継続した。

治療効果のみかた

1. 治療効果の確認
- 湿疹病変については，瘙痒，紅斑，鱗屑，粗造感が消失し淡い色素沈着へ変化すれば治癒とし，ステロイド外用剤の使用を終了する。
- 高齢者では，もともと皮脂分泌機能が低下しているので，寛解維持のために保湿剤を継続使用したほうがよい場合が多い（スキンケアの継続）。
- 生活習慣に起因する若年者の症例などでは，一過性の場合もある。その際は湿疹，瘙痒感，皮膚乾燥の消失をもっていったん治療を終了する。

2. こんなときは専門医へつなぎましょう
- 保湿剤の塗布により刺激感やかえって瘙痒の増悪を認める。
- 皮脂欠乏性湿疹となっている際に使用すべきステロイドのランクを判断できない。また，適切と考えて使用を開始したステロイド外用剤への反応が悪く，紅斑が拡大，増数するとき。
- 定期的な外用剤，内服薬での治療を行い，生活指導を行っても良好な治療効果が得られない（鑑別すべき他疾患の可能性がある）。

4 蕁麻疹

- 紅斑や一過性，限局性の浮腫（膨疹）が病的に生じる疾患であり，その多くは痒みを伴う。
- マスト細胞が何らかの機序で脱顆粒し，皮膚にヒスタミンが放出されると血管拡張，血漿成分漏出および痒みを生じる。
- 特発性蕁麻疹や刺激誘発型蕁麻疹，血管性浮腫などの病型があり，特発性蕁麻疹のうち発症後6週間以内は急性蕁麻疹，6週間以上は慢性蕁麻疹とする。

症例 5　海鮮丼を食べた直後に瘙痒を伴う紅斑

　過去に蕁麻疹が出たことがあり，原因は不明であった。今回は夕食中に海鮮丼を食べた直後から，躯幹を中心に瘙痒を伴う紅斑が出現し，全身に拡大してきたため当科を受診した。呼吸苦や腹痛，下痢はなく，皮膚以外の全身状態は良好であった。（50歳，男性）

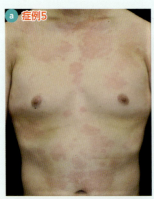
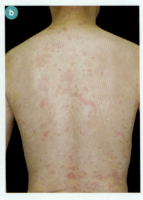
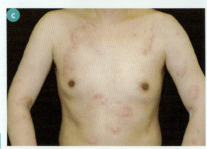

ⓐ（症例5），ⓑ 全身に瘙痒を伴う不整形，大小の浮腫性紅斑が多発してみられた。

ⓒ 躯幹の辺縁が堤防状に隆起し，中央から消退しながら，遠心性に拡大傾向のある環状の膨疹を認めることもある。

症例 5 へのアプローチは
➡ 68ページ参照

鑑別のポイント

1) 食事の直後に皮疹が生じていることから即時型のアレルギー反応を考える。
2) これまでに蕁麻疹を生じていた経緯がヒントとなることがある。
3) 痒みを伴う紅斑が突然生じた，数時間で一部の皮疹が消退傾向にあり，形を変えて移動していることから蕁麻疹と診断できる。
4) 呼吸苦や他臓器の症状を伴わないことからアナフィラキシーは否定できる。

類似した疾患

d 成人スチル病
発熱を伴う蕁麻疹様の紅斑や関節痛がみられ，解熱とともに皮疹，関節痛が消失する特徴がある。

e 虫さされ（212ページ参照）
虫に刺された際に疼痛や刺し口がある。一過性に膨疹を生じることがあるが，その後に紅斑，丘疹などを形成する。

f 結節性紅斑
下腿伸側に熱感，圧痛を伴う紅色のしこりが生じ，数週間で瘢痕を残さずに軽快する。

g 多形滲出性紅斑（231ページ参照）
四肢などに対称性に浮腫性紅斑が生じ，癒合して地図状となることもあるが24時間以内に消退せず，数日かけて拡大し，数週間で軽快していく。

h 妊娠性痒疹
妊娠中期に生じる痒みの強い発疹で膨疹様紅斑，丘疹などが混在するが，24時間以内には消退しない。

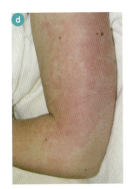
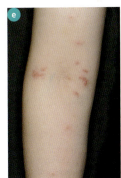
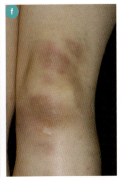
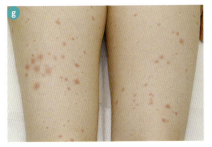
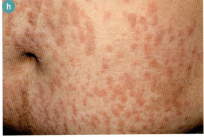

治療方針

蕁麻疹の治療は病型によって異なるが，原因や悪化因子の除去，回避と抗ヒスタミン薬の内服が一般的である．抗ヒスタミン薬は通常量から開始し，効果が不十分な場合は適宜増量，他剤への変更もしくは追加を行う．それでも治療抵抗性の場合は，患者の症状に応じてH_2拮抗薬，抗ロイコトリエン薬，ジアフェニルスルホン，抗不安薬，トラネキサム酸，漢方薬などを追加する．さらに難治性で重症の場合は，オマリズマブの注射，シクロスポリンもしくはステロイドの内服を検討する．

くすりはこう使う！

1．内服薬の使い方

▶ 抗ヒスタミン薬

- 第2世代の抗ヒスタミン薬を通常量から開始する．
- 通常量で効果不十分な場合は，倍量に増量もしくは他剤への変更を行い，それでも効果がみられない場合は，第1世代の抗ヒスタミン薬の追加を検討する．

> **処方例**
> [抗ヒスタミン薬（第2世代）]
> ①アレグラ錠60mg　　　　　1回1錠　1日2回　朝，夕 食後
> 　（一般名：フェキソフェナジン塩酸塩）
> ②アレロック錠5mg　　　　　1回1錠　1日2回　朝，夕 食後
> 　（一般名：オロパタジン塩酸塩）
> ③アレジオン錠20mg　　　　1回1錠　夕 食後
> 　（一般名：エピナスチン塩酸塩）
> ④ビラノア錠20mg　　　　　1回1錠　寝る前もしくは空腹時
> 　（一般名：ビラスチン）
> ⑤ルパフィン錠10mg　　　　1回1錠　夕 食後
> 　（一般名：ルパタジンフマル酸塩）　　　　　　など，症状に応じて3〜14日処方
> [抗ヒスタミン薬（第1世代）]
> ⑥ポララミン錠2mg　　　　　1回1錠　1日2回　朝，夕
> 　（一般名：d-クロルフェニラミンマレイン酸塩）
> ⑦タベジール錠1mg　　　　　1回1錠　1日2回　朝，夕
> 　（一般名：クレマスチンフマル酸塩）
> 　　　　　　　　　　　　　　　　　　　　　　など

> **Point！** 第2世代の抗ヒスタミン薬には軽度鎮静性と非鎮静性があり，非鎮静性に分類されている薬剤でも眠気を来すことがあるため，使用の際は注意を要する．運転の有無や年齢などを考慮したうえで薬剤を選択する．第1世代の抗ヒスタミン薬は第2世代と併用が可能だが，鎮静性があるため，眠気・ふらつきが生じやすく，さらに緑内障，前立腺肥大症などに影響を及ぼすため，使用する際は注意を要する．妊婦にはガイドラインに準じてポララミン®，クラリチン®などを使用する．

2．外用剤の使い方

- 内服薬と併用し，皮疹出現時に使用する．

処方例
①レスタミンコーワクリーム1％　　1日1～2回　患部塗布　20g
（一般名：ジフェンヒドラミン）

> **Point！** レスタミンコーワクリーム®の単独の外用では効果が不十分なことが多く，抗ヒスタミン薬の内服と併用して使用することが多い．蕁麻疹に対するステロイドの外用はエビデンスがなく，保険適用がないので使用する際は注意する．

3．注射剤の使い方

- 難治性で重症の場合は，注射剤を使用する．

処方例
①強力ネオミノファーゲンシー静注20mL
　（一般名：グリチルリチン酸・グリシン・L-システイン塩酸塩配合剤）
　ポララミン注5mg
　（一般名：d-クロルフェニラミンマレイン酸塩）　　緩徐に静注

> **Point！** 外来にて投与できるため，即効性を求める場合に使用するが，強力ネオミノファーゲンシー®で血圧の変動，ショックなどを来す場合があり注意を要する．ポララミン®の投与も車で来院していないことを確認のうえで投与する．皮疹が広範囲の場合や喉に違和感のある場合は，アナフィラキシーに準じてステロイドを投与することがある．

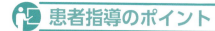

1) 原因は多岐に及ぶため，症状が生じた際は体調や食事内容を含めた生活習慣などとの関連がないかを確認する。
2) 感染，疲労，ストレスなどが悪化因子となりうるので，それらを除去，回避する。
3) お風呂，刺激物も悪化因子となりうる。
4) 魚介類や肉類はできるだけ新鮮なものをとるようにし，防腐剤や色素を含む食品を控えるようにする。
5) 蕁麻疹を繰り返しているうちにアナフィラキシーに移行する場合があるので，呼吸苦や消化器症状を伴う場合には注意する。
6) 病型によっては長期間の内服療法を必要とするため，内服の減量や中断はなるべく医師の指示に従う。

症例5 へのアプローチ

1) 強力ネオミノファーゲンシー静注20mL　　1A
 （一般名：グリチルリチン酸・グリシン・L-システイン塩酸塩配合剤）
 ポララミン注5mg　　　　　　　　　　　　1A
 （一般名：d-クロルフェニラミンマレイン酸塩）　　静脈注射
2) アレロック錠5mg　　　　　　　　　1回1錠　1日2回　朝，夕　7日間分
 （一般名：オロパタジン塩酸塩）
3) レスタミンコーワクリーム1%　　　　1日1〜2回　塗布　30g
 （一般名：ジフェンヒドラミン）

処方コメント

　この患者は広範囲に蕁麻疹を認めたため，まずは外来で注射を行い，処方は即効性が期待できるアレロック®を処方した。また瘙痒が強いため，皮疹部に外用剤の併用を指示した。服用中は車の運転をしないように，また服用後の生活に支障を来すほどの眠気が生じた場合には，朝の用量を半錠に減量するか，中止するように説明した。今回，原因として疑わしい魚介類の摂取はなるべく避けてもらい，摂取した場合には関連がありそうか確認をするように伝えた。

治療効果のみかた

1. 治療効果の確認
- 初期の治療目標は「薬で症状が抑えられている状態」である。
- 特に慢性化した場合は内服を継続し，しばらく症状が出ない状況を維持し，いずれは無治療でも症状が出ない状態を目標にする。
- 完全に症状が出ない状況をしばらく維持できたら減量を試みる。
- 漸減は患者や病型によって異なるが，半量からはじめ，隔日にするなど，漸減していく。

2. こんなときは専門医へつなぎましょう
- 患者が原因精査を希望している。
- 蕁麻疹の治療には病型別の対応が必要となるが，病型の診断が困難。
- 通常量の抗ヒスタミン薬での効果が不十分，もしくは慢性化した。
- 患者が生物学的製剤の使用を希望している。

> **コラム**
>
> ### 抗ヒスタミン薬の選択
>
> 　抗ヒスタミン薬の効果や副作用は人により異なりますが，まず眠気の出る薬剤は困るという方にはアレグラ®，ビラノア®を処方します。他剤との併用注意がないのはアレジオン®なので，ほかに種々の薬剤を内服されている患者に使用します。また，アレロック®やビラノア®は血中濃度到達時間が1時間と短く，即効性が期待できます。一方で効果の持続という意味では，半減期の長さを参考にすることもあります。抗ヒスタミン薬を変更する場合に分子構造を考慮することもあります。例えば，アレロック®，アレジオン®，クラリチン®は同じ三環系構造ですし，アレグラ®，エバステル®，タリオン®は同じピペリジン骨格です。通常量で効果不十分の場合は倍量に増量しますが，海外では4倍までの増量が可能ですし，また，わが国では適応外のモンテルカストナトリウムが海外では蕁麻疹に使用可能なことも知っておくと便利です。最新の治療には生物学的製剤もあり，特発性の慢性蕁麻疹をみた際には専門医への紹介・受診もご検討ください。

5 乾癬

- ☑ 慢性の炎症性角化症で，銀白色の厚い鱗屑を伴う境界明瞭な紅斑が次第に融合して局面を形成する。
- ☑ 皮疹は全身に出現する。慢性の機械的な刺激を受けやすい頭部や肘，膝の伸側，臀部，下腿の伸側が好発部位となる（ケブネル現象）。
- ☑ 爪の変形や関節炎，痒みを伴うこともある。
- ☑ 原因は不明であるが，何らかの遺伝的素因にさまざまな環境因子（喫煙や肥満，感染症，薬剤など）が加わると発症する。慢性に持続する炎症が表皮細胞の過剰な増殖を引き起こしていると考えられている。
- ☑ 乾癬の病型には，厚い鱗屑と境界明瞭な紅斑を特徴とする尋常性乾癬，関節症状を伴う関節症性乾癬，1cm大までの小型の角化性紅斑が多発する滴状乾癬，紅斑上に無菌性膿疱を伴う膿疱性乾癬，乾癬の皮疹が全身に生じてびまん性紅斑となる乾癬性紅皮症がある。

症例 6　銀白色の厚い鱗屑を伴う紅斑

　思春期のころから頭に湿疹を繰り返し，脂漏性皮膚炎としてステロイド外用剤で治療を受けていた。40歳ごろから，背中や臀部，上肢，下肢にも皮疹が出現し拡大してきた。あわせて爪の変形も認めるようになっていた。最近になり手の指に関節痛と腫脹，足のアキレス腱部の痛みを自覚するようになった。内科も受診したところ，腱付着部の炎症を認めているとの指摘があった。（55歳，女性）

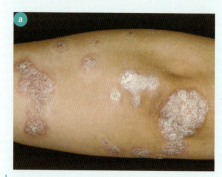

ⓐ 上肢に銀白色の厚い鱗屑を伴う境界明瞭な紅斑が散在し，一部融合している。

症例 6 へのアプローチは
➡ 75ページ参照

鑑別のポイント

1) 乾癬の皮疹が頭皮に限局している場合には，脂漏性皮膚炎との鑑別が難しいこともあるが，その他の体の部位や爪に症状があるときには乾癬を疑う。
2) 皮膚生検を行うことで，乾癬の診断を得ることができる。
3) 湿疹性の病変に比べて，境界明瞭な紅斑で厚い鱗屑を伴うことが特徴。
4) 機械的な刺激を受けやすい肘や膝の伸側に出やすい。一方で，アトピー性皮膚炎では，汗の影響を受けやすい肘や膝の屈側に皮疹が好発する点が鑑別となる。
5) 関節炎を伴うときは関節リウマチなどが鑑別となるが，関節症性乾癬では一般的にリウマトイド因子（rheumatoid factor；RF）が陰性であることが多い。

類似した疾患

ⓑ 脂漏性皮膚炎（115ページ参照）
皮脂の分泌が活発な脂漏部位に生じる湿疹性病変。

ⓒ 梅毒
梅毒トレポネーマによる感染症。第2期梅毒では，乾癬に類似した鱗屑を伴う紅斑が生じる。

ⓓ 薬疹（141ページ参照）
薬剤が原因で，乾癬様の皮疹を生じる。

ⓔ 皮膚T細胞リンパ腫
乾癬性紅皮症に類似した皮疹を呈することがあり，皮膚生検を行い，組織学的な診断が必要となる。

ⓕ 毛孔性紅色粃糠疹
四肢の伸側，胸腹部に毛孔一致性の角化性丘疹や角化性紅斑の局面を認め，掌蹠ではびまん性の角化性紅斑となる。

ⓖ 掌蹠膿疱症
成人の掌蹠に無菌性膿疱を生じ，慢性に経過する。

治療方針

乾癬の治療は重症度に応じて治療法を選択する。軽症例では，局所療法を中心に行う。外用剤ではステロイド，活性型ビタミンD_3を用いる。外用療法のみで皮疹のコントロールが不良の場合には紫外線（光線）療法を併用する。ナローバンドUVB，PUVA療法が一般的である。紫外線療法が長期になる場合は，皮膚がんの発生に注意が必要である。乾癬の皮疹の面積と重症度の評価は，PASI（psoriasis area and severity index）スコアを用いて行う。体表面積（body surface area；BSA）の10%以上の広範囲に皮疹を認めるとき，もしくはPASI（psoriasis area and severity index）スコアが10以上の中等症～重症の場合は，内服薬や生物学的製剤などの全身療法の適応となる。内服薬にはビタミンAの誘導体であるレチノイド（エトレチナー

ト），PDE4阻害薬であるアプレミラスト，免疫抑制薬であるシクロスポリンがある。生物学的製剤はTNF α阻害薬であるインフリキシマブ，アダリムマブ，IL-23/IL-12阻害薬であるウステキヌマブ，IL-17阻害薬であるセクキヌマブ，イキセキズマブ，ブロダルマブ，さらにIL-23阻害薬であるグセルクマブがある。①外用剤，②光線療法，③内服薬による治療に抵抗性の重症乾癬や乾癬性関節炎合併症例に用いる。

くすりはこう使う！

1. 外用剤の使い方

▶ ステロイド

炎症が強く鱗屑が厚い部位や，手掌足底では，強め（ベリーストロング，ストロンゲスト）から開始する。顔にはステロイドのランクを下げて，ミディアムやウィーククラスを用いる。

- 頭皮の広範囲な病変に対しては，ステロイド含有シャンプーを用いる。

▶ 活性型ビタミンD_3

基本的には，ステロイド外用剤と併用して用いる。

- ステロイドと活性型ビタミンD_3の合剤を選択すれば1日1回の塗布でよいため，患者のアドヒアランスも向上する。

> **処方例**
> [頭部]
> ①アンテベートローション0.05%　　1日1～2回　朝，夕
> 　（一般名：ベタメタゾン酪酸エステルプロピオン酸エステル）………**痒みや炎症の強いとき**
> ②オキサロールローション25μg/g　1日1～2回　朝，夕
> 　（一般名：マキサカルシトール）………**症状軽快時**
> ③コムクロシャンプー0.05%　　1日1回　入浴時
> 　（一般名：クロベタゾールプロピオン酸エステル）………**外用が困難のとき**
> [顔]
> ④ロコイド軟膏0.1%　　1日1～2回　朝，夕
> 　（一般名：ヒドロコルチゾン酪酸エステル）………**痒みや炎症のあるとき**
> ⑤オキサロール軟膏25μg/g　　1日1～2回　朝，夕
> 　（一般名：マキサカルシトール）………**症状軽快時**

[体幹・四肢]
⑥ドボベット軟膏　　　　　　　　　1日1回　入浴後
　（一般名：カルシポトリオール水和物・ベタメタゾンジプロピオン酸エステル）
　……………………………………………………………痒みや炎症の強いとき
⑦マーデュオックス軟膏　　　　　　1日1回　入浴後
　（一般名：マキサカルシトール・ベタメタゾン酪酸エステルプロピオン酸エステル）
　……………………………………………………………痒みや炎症の強いとき

> Point！　ドボベット軟膏®やマーデュオックス軟膏®はベリーストロングクラスのステロイドとの合剤であるため，顔には使用しないこと。

2. 内服薬の使い方

▶ 角化症・乾癬治療薬
1）レチノイド（エトレチナート）
- 皮膚の肥厚を改善する作用があり，紫外線療法と併用することができる。
- 副作用として，皮膚や粘膜の菲薄化を起こす。
- 催奇形性があるため，挙児希望のあるときには投与しないこと。

2）アプレミラスト
- 免疫を調整する作用があり，紫外線療法と併用することができる。
- 下痢や胃の不快感など，消化器症状の副作用が出やすい。
- 開始時には低用量10mg/日から開始して漸増し，30mgを1日2回で維持する。
- 催奇形性の可能性があり，妊娠中や授乳中は投与しないこと。
- 腎機能低下があるときは30mg/日に減量する。

▶ 免疫抑制薬
1）シクロスポリン
- リンパ球の一種であるT細胞を抑制し，炎症を改善する。
- 腎機能低下を来すことがあり，薬剤血中濃度のモニタリングを含めて，定期的な採血が必要である。
- 感染症に注意が必要である。
- 皮膚がんの発生リスクを高めるため，紫外線療法は併用しない。
- 症状に応じて2.5～5.0mg/kg/日で用量を調整する。

> **処方例**
> ① チガソンカプセル10　　　　　　　　1回1錠　1日2回　朝, 夕 食後　14日分
> 　（一般名：エトレチナート）
> ② オテズラ錠　スターターパック　　　導入時14日間　指示どおり
> 　（一般名：アプレミラスト）
> ③ オテズラ錠30mg　　　　　　　　　　1回1錠　1日2回　朝, 夕 食後　14日分
> 　（一般名：アプレミラスト）　　　　　[14日目以降]
> ④ シクロスポリンカプセル25mg　　　　1回6錠　起床時　14日分
> 　（一般名：シクロスポリン）　　　　　[例：体重50kgの場合, 3.0mg/kg/日]

3. 注射剤（生物学的製剤）の使い方

▶ 角化症・乾癬治療薬

　生物学的製剤は，いずれの薬剤も高い治療効果が期待できる。自己注射が可能かどうか，関節症状の有無や合併症などを総合的に考慮して薬剤を選択する。また費用が高額になるため，導入前に自己負担額を検討する必要がある。

1) インフリキシマブ
- TNF α 阻害薬
- 体重1kgあたり5mgを1回の投与量として点滴静注する。初回投与以降は，2週，6週に投与し，以後8週間の間隔で投与する。
- 効果不十分の場合は，10mg/kgを上限として増量できる。

2) アダリムマブ
- TNF α 阻害薬
- 初回80mgを皮下注射し，以後2週間に1回40mgを皮下注射する。
- 効果不十分の場合は，1回80mgに増量できる。
- 自己注射の手技について指導を受けた後に，自宅での自己注射が可能。

3) ウステキヌマブ
- IL-23/IL-12阻害薬
- 1回45mgを皮下注射する（自己注射は不可）。初回投与およびその4週後に投与し，以降12週間隔で投与する。
- 効果不十分な場合には1回90mgに増量できる。

4) セキヌマブ
- IL-17阻害薬
- 1回300mgを初回，1週後，2週後，3週後，4週後に皮下注射する。以降4週間隔で投与する。

- 自己注射の手技について指導を受けたあとに，自宅での自己注射が可能。

5) イキセキズマブ
- IL-17阻害薬
- 初回に160mgを皮下注射し，2週後から12週後までは1回80mgを2週間隔で皮下注射し，以降は4週間隔で投与する。
- 12週時点で効果不十分な場合には，1回80mgを2週間隔に増量できる。
- 自己注射の手技について指導を受けた後に，自宅での自己注射が可能。

6) ブロダルマブ
- IL-17阻害薬
- 1回210mgを初回，1週後，2週後に皮下注射し，以降2週間隔で投与する。
- 自己注射の手技について指導を受けた後に，自宅での自己注射が可能。

7) グセルクマブ
- IL-23阻害薬
- 1回100mgを初回，4週後に皮下注射し，以降8週間隔で投与する（自己注射は不可）。

患者指導のポイント

1) 掻き壊したり，入浴時に強く体を洗ったりすると，皮疹が拡大して悪化することを説明する。
2) 肥満があると薬の効果が減弱し，副作用を引き起こす原因になるので，食生活，運動などの指導を行い，体重を適切にコントロールすることが必要である。
3) 関節炎を合併することがあるので，症状がある場合は主治医に知らせるように指導する。

症例6 へのアプローチ

1) オテズラ錠　スターターパック　　　指示どおり　導入時14日間
   （一般名：アプレミラスト）
2) オテズラ錠30mg　14日目以降　　1回1錠　1日2回　朝・夕食後　14日分
   （一般名：アプレミラスト）
3) コムクロシャンプー0.05%　　　　1日1回　入浴時　1本
   （一般名：クロベタゾールプロピオン酸エステル）
4) ロコイド軟膏0.1%　　　　　　　1日1～2回　顔　塗布　10g
   （一般名：ヒドロコルチゾン酪酸エステル）
5) マーデュオックス軟膏　　　　　　1日1回　入浴後　体の皮疹部　塗布　30g
   （一般名：マキサカシトール・ベタメタゾン酪酸エステルプロピオン酸エステル）

治療効果のみかた

1. 治療効果の確認
- 約3カ月を目安に皮膚症状（紅斑，鱗屑）や関節炎（関節の腫脹や疼痛）が，導入前に比べて改善していることを確認する。
- 皮膚症状や関節症状が改善すれば，一時内服薬を休薬して，外用剤のみで経過をみることもできる。

2. こんなときは専門医へつなぎましょう
- 内服薬，紫外線療法および外用療法などによる皮膚症状や関節症状に対する良好な治療効果が得られない。
- 特に関節炎が悪化した場合は，生物学的製剤の導入が必要となる。
- 薬疹や皮膚T細胞リンパ腫など，他の疾患が疑われる。

コラム

乾癬性関節炎合併例について

　皮膚に紅斑や鱗屑を生じる尋常性乾癬で発症し，その後に関節炎を生じることが多いですが，皮疹と関節炎を同時期に発症する症例や，関節炎が先行して皮疹が生じる症例もあります。いずれにしても，乾癬の診断を確定するために積極的に生検を行う必要があります。また，関節炎の評価のため，内科や整形外科に依頼して，関節エコーや関節のMRIを行う必要があります。

　関節炎が軽度の場合は，アプレミラストやシクロスポリンなどの内服薬，もしくはメトトレキサート（乾癬に対しては適応外）などにより症状改善することもありますが，重症で日常生活に支障を来す場合や脊椎炎を合併する場合は，早期に生物学的製剤の導入を検討することになります。

6 ざ瘡（ニキビ）

- ☑ 面皰（めんぽう）を初発疹とし，紅色丘疹や膿疱，囊腫・結節の形成などがみられる慢性炎症性疾患である[1]。
- ☑ 非炎症性皮疹（白色面皰，黒色面皰）と炎症性皮疹（主に紅色丘疹，膿疱）に分けられる。
- ☑ 顔面や上背部，前胸部などの脂漏部位に好発する。
- ☑ 炎症軽快後に瘢痕を生じることもある。
- ☑ 10〜30歳代に好発する。

症例 7 頬部や下顎の陥凹や赤みが気になる

　高校生のころより脂性肌で，前額部に紅色丘疹を認め，軽快と増悪を繰り返していた。社会人になってから頬部や下顎にも皮疹が拡大し，痛みを伴うようになった。治った後の皮膚の陥凹や赤みが気になるため受診した。（24歳，女性）

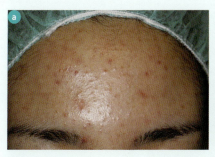 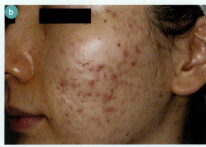

ⓐ 前額部に白色面皰，紅色丘疹が多発し，陥凹した紅色瘢痕も所々にみられる。
ⓑ 頬部に紅色丘疹が多発し，紅色の瘢痕，炎症後色素沈着もみられる。

症例 7 へのアプローチは ➡ 81ページ参照

鑑別のポイント

1) 面皰から進展し，紅色丘疹などの多彩な皮疹を認める点が特徴である．
2) 脂腺性毛包の多い顔面や上背部，前胸部に好発する．

類似した疾患

類似した疾患には，**c** 酒さ，**d** 酒さ様皮膚炎，**e** マラセチア毛包炎，**f** 好酸球性膿疱性毛包炎，**g** 顔面播種状粟粒性狼瘡などがあるが，いずれの疾患も面皰を欠く点がざ瘡と異なる．

c 酒さ
紅色丘疹のみでなく，紅斑や毛細血管拡張が背景にみられる．

d 酒さ様皮膚炎
ステロイド外用剤の長期使用後にみられ，酒さと類似した紅色丘疹，びまん性潮紅，膿疱を生じる．

e マラセチア毛包炎
思春期〜青年期の前胸部，上背部などに好発する毛孔一致性の紅色丘疹で，汗をかきやすい夏季に好発する．

f 好酸球性膿疱性毛包炎
瘙痒の強い紅色丘疹，小膿疱が環状に集簇し，紅色局面を形成する．

g 顔面播種状粟粒性狼瘡
顔面に左右対称性に多発する常色から紅色の小丘疹で，特に前額部，眼瞼にみられることが多い．数年の経過で陥凹性の瘢痕を残して治癒する．

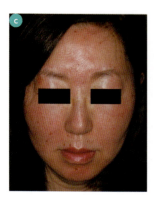
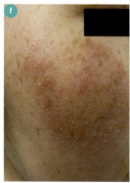
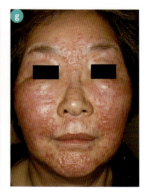

治療方針

尋常性ざ瘡の治療は，面皰や微小面皰を主体とする維持期と炎症性皮疹（紅色丘疹，膿疱）がみられる急性炎症期に大きく分けられる[1),2)]。維持期においてはアダパレン，過酸化ベンゾイルの外用を中心に面皰の新生，軽微な炎症を抑制する。急性炎症期の治療は，軽症であれば維持期と同様の外用剤，もしくは外用の抗菌薬を用いる治療が中心となるが，中等症以上では内服の抗菌薬を追加する。急性炎症期の治療期間の目安は3カ月までである。

くすりはこう使う！

1. 外用薬の使い方

▶ アダパレン，過酸化ベンゾイル

アダパレン，過酸化ベンゾイルのいずれか，または両剤を外用することにより面皰の新生を抑制する。
- 夜，洗顔，保湿の後にざ瘡のできやすいところに塗り広げる。
- 面皰は繰り返すことが多いため，改善後も長期の外用を継続する。

▶ 抗菌薬
- 炎症のあるざ瘡に対して部分的に使用する。
- 薬剤耐性菌を抑制するためにも急性炎症期に限り，改善後は漫然と使用しない。
- クリンダマイシンと過酸化ベンゾイルの配合剤は，1種類の外用ですむので簡便である。

処方例

[維持〜急性炎症期]
① ディフェリンゲル0.1%　　　1日1回　ざ瘡のできやすい部位　就寝前　塗布
　（一般名：アダパレン）
② ベピオゲル2.5%　　　　　　1日1回　ざ瘡のできやすい部位　就寝前　塗布
　（一般名：過酸化ベンゾイル）
③ エピデュオゲル　　　　　　1日1回　ざ瘡のできやすい部位　就寝前　塗布
　（一般名：アダパレン・過酸化ベンゾイル）

[急性炎症期（原則3カ月まで）]
炎症性皮疹に対して，前述に加えて外用抗菌薬を併用する。
④デュアック配合ゲル　　　　　1日1回　塗布
　（一般名：クリンダマイシンリン酸エステル水和物・過酸化ベンゾイル）
⑤ゼビアックスローション2%　　1日1回　塗布
　（一般名：オゼノキサシン）
⑥ダラシンTゲル1%　　　　　　1日2回　塗布
　（一般名：クリンダマイシンリン酸エステル）
⑦アクアチムクリーム1%　　　　1日2回　塗布
　（一般名：ナジフロキサシン）

> **Point!** アダパレンは面皰形成を抑制し，過酸化ベンゾイルは角質剥離作用と抗菌作用をもち，いずれも毛穴の詰まりを改善させる働きをもつ。いずれの薬剤も使いはじめの1〜4週間程度，乾燥や鱗屑，紅斑，刺激感（ひりつき），瘙痒などを認めることがある。①保湿剤を併用すること，②狭い範囲より外用を開始し，徐々に広げていく，③使用間隔をあけるなど調節することによりその症状は緩和される。過酸化ベンゾイルはまれに外用部位のアレルギー性接触皮膚炎，全身性のアレルギー反応を起こすことがあるため留意が必要である。

2. 内服薬の使い方

▶ 抗菌薬
- 炎症性皮疹が顔面片側6個以上の中等症以上の症例で推奨される。
- アダパレン，過酸化ベンゾイルのいずれか，または両方を併用する。

> **処方例**
> ①ビブラマイシン錠100mg　　　1回1錠　1日1回　朝 食後
> 　（一般名：ドキシサイクリン塩酸塩水和物）
> ②ミノマイシンカプセル100mg　1回1　1日1回　朝 食後
> 　（一般名：ミノサイクリン塩酸塩）
> ③ルリッド錠150　　　　　　　1回1錠　1日2回　朝，夕 食後
> 　（一般名：ロキシスロマイシン）

> **Point!** 内服による抗菌薬単独の治療ではなく，前述した外用剤と併用する。投与期間は3カ月までとし，6〜8週目に継続するかどうか判断することが推奨されている。

患者指導のポイント

1) 洗顔は1日2回行う。
2) 基礎化粧品を使用する場合は低刺激性，ノンコメドジェニックテスト済み，保湿性のある製品を選ぶ。
3) 薬剤の外用時以外はざ瘡を触らない，潰さないようにする。

症例7 へのアプローチ

1) ビブラマイシン錠100mg　　　1回1錠　1日1回　朝 食後　14日分
   （一般名：ドキシサイクリン塩酸塩水和物）
2) ディフェリンゲル0.1%　　　　1日1回　ざ瘡のできやすいところ　夜
   （一般名：アダパレン）　　　　塗布　15g
3) ベピオゲル2.5%　　　　　　　1日1回　ざ瘡のできやすいところ　夜
   （一般名：過酸化ベンゾイル）　塗布　15g
4) ヒルドイドローション0.3%　　1日2回　顔全体　洗顔後　塗布　50mL
   （一般名：ヘパリン類似物質）

処方コメント

顔面片側に炎症性皮疹が6個以上ある中等症であり，アダパレンや過酸化ベンゾイルの外用に加えて内服の抗菌薬も併用する。アダパレンや過酸化ベンゾイルによる乾燥，ひりつきを防ぐために洗顔後に保湿剤を使用する。外用部位にジクジクした紅斑がみられるときには，過酸化ベンゾイルによる接触皮膚炎の可能性があるため，外用を中止する。

治療効果のみかた

1. 治療効果の確認

- 炎症性皮疹があるうちは抗菌薬の内服を継続し，程度によっては外用の抗菌薬への切り替えも検討する。抗菌薬の使用期間は12週までを目安とする。
- 炎症性皮疹が消退した後にも，再発予防のためアダパレン，過酸化ベンゾイルの外用は長期間継続する。

2. こんなときは専門医へつなぎましょう

- 炎症性皮疹が改善しない。
- 外用剤による副作用が強く出た。
- ざ瘡以外の疾患の可能性が考えられる。

> **コラム**
>
> ### 過酸化ベンゾイル外用時の注意点
>
> 　わが国における従来のざ瘡治療は，抗菌薬の内服薬・外用剤といった炎症性皮疹に対する対症療法でした。2008年にアダパレン，2015年に過酸化ベンゾイルが導入され，ざ瘡の前段階の面皰の治療，改善後の維持療法ができるようになり，ざ瘡の長期コントロールが可能になりました。それぞれの外用時に留意することは本稿で書きましたが，過酸化ベンゾイルに特徴的な注意点があります。過酸化ベンゾイルには漂白作用があるため，頭髪，眉毛，衣服などに付着すると脱色・変色することがあります。外用後には，必ず使った手を石けんで洗うよう患者さんに指導してください。

文 献

1) 林伸和, 他：日本皮膚科学会ガイドライン尋常性痤瘡治療ガイドライン2016. 日皮会誌, 126：1045-1086, 2016
2) 渡辺晋一, 他：ざ瘡. 皮膚疾患最新の治療 2017-2018, 南江堂, pp245-247, 2017

7 単純疱疹

- 単純ヘルペスウイルスによる感染症である。
- 一度感染すると皮疹が消退後も神経節に潜伏感染し，日光曝露や疲労，感冒などによる免疫力低下をきっかけにウイルスが再活性化されるため，症状を繰り返すことが多い。
- 痒みや違和感からはじまり，浮腫性紅斑，小水疱が集簇する局面を形成し，膿疱化や痂皮化する。
- まれに指にヘルペス性ひょう疽という特殊な型として出ることがあり，医療従事者に多い。

症例 8 口唇の左上に水疱が出現

3日前より口唇部にむず痒い感じを自覚していた。受診の前日より口唇の左上に水疱が出現した。今までにも感冒や仕事が忙しいときに同様の既往があり，単純ヘルペスと診断され，内服薬を処方されたことがあった。（64歳，男性）

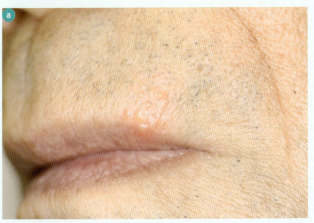

ⓐ 上口唇に小水疱が集簇している。

症例 8 へのアプローチは ➡ 85ページ参照

鑑別のポイント

1) 小水疱が集簇している特徴的な皮疹。
2) 発症のきっかけ（日光曝露，感冒，ストレスなど）があることが多い。
3) 単純ヘルペス1型は，口唇周囲に出る頻度が最も高い。再発頻度は，1年に1回程度が多い。
4) 単純ヘルペス2型は，臀部や性器に出現することが多い。1型と同様の経過をたどるが，再発頻度は1型よりも高い。女性では月経がきっかけとなることがある。
5) 性器ヘルペスは，主に性行為により感染する。
6) 何度も繰り返している症例がほとんどであり，受診時に患者本人から申し出があることもある。

類似した疾患

ⓑ 帯状疱疹（87ページ参照）

疼痛が先行することが多く，しかもかなり強い。リンパ節腫脹も重度であることもあり，発疹の範囲も左右のどちらかで帯状にでるため範囲が広い。帯状疱疹はほとんどの人が一生に一度しか発症しないが，単純疱疹は何度も同じ部位に繰り返す。ただし，非常に軽症の帯状疱疹との鑑別は皮疹のみでは困難なことがあり，水痘・帯状疱疹ウイルス迅速検査が必要となることもある。

ⓒ カポジ水痘様発疹症

同じ単純ヘルペスウイルスの感染であるが，初感染である場合が多い。繰り返すこともある。ほぼ全例にコントロール不良のアトピー性皮膚炎など，湿疹，皮膚炎が基礎疾患としてある。急激に発熱を伴い発症し，顔面，頸部からはじまり範囲が広範にわたることが鑑別点になる。

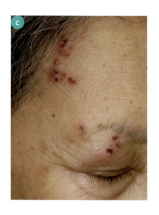

治療方針

抗ウイルス薬を使用する。抗ウイルス薬は，ウイルスDNAの複製を阻害することによって抗ウイルス作用を発現するため，すでに神経節に潜伏感染しているウイルスを全滅させることはできない。よって同じ部位にしばしば再発する。

くすりはこう使う！

外用剤，内服薬ともに抗ウイルス薬を使用する。

1. 外用剤の使い方

> **処方例**
> ①アラセナ－A軟膏3%　　　1日3～4回　塗布
> 　（一般名：ビダラビン）
> ②ゾビラックス軟膏5%　　　1日3～4回　塗布
> 　（一般名：アシクロビル）

Point！　軽症の場合は，外用剤が基本となる。

2. 内服薬の使い方

> **処方例**
> ①ゾビラックス錠200　　　1回1錠　1日5回　5日分
> 　（一般名：アシクロビル）
> ②バルトレックス錠500　　1回1錠　1日2回　朝，夕 食後　5日分
> 　（一般名：バラシクロビル塩酸塩）
> ③ファムビル錠250mg　　　1回1錠　1日3回　朝，昼，夕 食後　5日分
> 　（一般名：ファムシクロビル）

Point！　発症後すぐであれば内服薬のほうが効果的。しかし，外用剤との併用は保険診療における制限があるためどちらかにすること。高齢者や腎障害のある場合，精神神経系の副作用が生じることがあるため，投与量の調節が必要となる。

患者指導のポイント

1) 発疹がないときでも唾液や精液中にウイルスが排出されている。
2) 感冒，発熱，心身へのストレス，日光曝露などをきっかけに再発する。

> **症例 8 へのアプローチ**
> 1) バルトレックス錠500　　1回1錠　1日2回　朝，夕 食後　5日分
> 　（一般名：バラシクロビル塩酸塩）

治療効果のみかた

1. 治療効果の確認
- 内服薬はいずれも保険適用が5日まで。紅斑，水疱の新たな出現がなければ病勢は抑えられたと判断する。すべて痂皮化がみられたら治癒と判断する。

2. こんなときは専門医へつなぎましょう
- 複数箇所に同時にできる，5日投与しても紅斑，水疱が新たにできる場合には，免疫不全を生じる併存疾患がある可能性が考えられる。
- 男女を問わず，年に数回再発する性器ヘルペスの場合にも専門医受診を促したほうがよい。

コラム

バラシクロビルは再発抑制目的で長期投与が可能

　単純ヘルペスは帯状疱疹と違い，神経痛やしびれなどを生じて重症化する頻度は低いですが，しつこく再発し根治が難しい疾患です。そのため，症状が出現したときの内服薬は原則として5日までが保険適用となっていますが，初発型の性器ヘルペスのみ10日まで投与可能となっています（ただし再発を予防することはできません）。

　性器ヘルペスは多い人では，月に2〜3回繰り返すこともあります。特に女性では月経のたびに症状が出ることもあり身体的苦痛の大きい疾患です。また，発疹のないときにもウイルスがある程度排泄されているため，「パートナーにうつすかもしれない」といった精神的苦痛も大きなものとなります。

　バラシクロビルは性器ヘルペスの抑制効果[1,2]，パートナーへの感染抑制効果[3]が認められ，2006年9月より再発抑制目的に長期投与が可能となりました。ただし，バラシクロビルの投与中であってもパートナーへの感染リスクがゼロになるわけではありませんので，コンドームの使用などが推奨されています[4]。

文 献

1) Reitano M, et al：Valaciclovir for the suppression of recurrent genital herpes simplex virus infection：a large-scale dose range-finding study. J Infect Dis, 178：603-610, 1998
2) Patel R, et al：Valaciclovir for the suppression of recurrent genital HSV infection：a placebo controlled study of once daily therapy. Genitourin Med, 73：105-109, 1997
3) Corey L, et al：Once-daily valacyclovir to reduce the risk of transmission of genital herpes. N Engl J Med, 350：11-20, 2004
4) Wald A, et al：Effect of condoms on reducing the transmission of herpes simplex virus type 2 from men to women. JAMA, 285：3100-3106, 2001

8 帯状疱疹

- ☑ 水痘ウイルスは初感染時には水痘として発症するが，治癒後は神経節に潜伏感染している。加齢やストレス，疲労，悪性腫瘍，重症感染症，抗がん薬の使用などによる免疫力低下をきっかけに水痘ウイルスが再活性化され発症する。
- ☑ ウイルスが再活性化されると，潜伏感染していた神経節から知覚神経を伝って皮膚にウイルスが到達し，そこで増殖，皮疹が出現する。そのため，経過としては疼痛が先行し，浮腫性紅斑が出現した部位が最終的に小水疱の集簇局面となり，膿疱やびらん，潰瘍となり痂皮化する。
- ☑ 重篤な場合，ウイルスが血管内皮細胞で増殖し，ウイルス血症化することがある。その場合，支配神経から離れた部位にも水疱を生じる（汎発疹）。
- ☑ 皮膚は2〜3週間程度で痂皮化し治癒するが，しつこい神経痛が後遺症として長期間残ることがある。

症例9 右胸に発疹が出現し，痛みが強くて眠れない

　1カ月ぐらい前より仕事が忙しく，寝不足が続いていた。10日前より右胸背部に痛みを感じていたが，4日前より右胸に発疹が出現し，痛みが強くなり眠れなくなったため受診した。(64歳，男性)

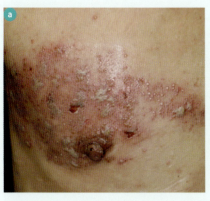
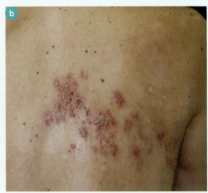

ⓐ 右胸部に水疱や膿疱，痂皮が混在する帯状の局面を認める。
ⓑ 胸部と同様に右側のみ，背部に水疱，痂皮などが混じる局面を認める。

症例9 へのアプローチは ➡ 91ページ参照

鑑別のポイント

1) 疼痛が先行することが多いため，胸腹部の痛みであれば内科，頭痛であれば脳外科，腰部や四肢であれば整形外科などを受診していることがある。
2) 好発部位は体幹部に最も多く，次いで頭頸部となるが，全身のどこの皮膚にでも出現する可能性がある。ただし，神経に沿って出現するため，左右どちらか一方のみに帯状に紅斑，水疱があれば典型的である。
3) 三叉神経領域にでた場合には，角膜炎，顔面神経麻痺，味覚障害，めまいなど生じることがある。
4) 腰仙髄領域にでた場合には，尿閉，便秘など膀胱直腸障害を生じることがある。
5) 四肢にでた場合でも，運動麻痺を生じることがある。
6) 特に腰部では本人は湿布によるかぶれと思っていることがあるが，湿布を貼っていない部位まで紅斑，水疱があれば診断の参考となる。

類似した疾患

c 単純疱疹（83ページ参照）

疼痛はあってもごく軽度なことがほとんど。部位が限定的であり，何度も繰り返していることが多い。ただし，非常に軽症の帯状疱疹との鑑別は皮疹のみの鑑別では困難なことがあり，水痘・帯状疱疹ウイルス迅速検査が必要となることもある。

d カポジ水痘様発疹症

ヘルペスウイルスの初感染である場合が多く，ほとんどの症例でアトピー性皮膚炎など，湿疹や皮膚炎が基礎疾患として存在する。前駆症状としての疼痛はなく，発熱を伴い顔面，頸部から発疹が出現し，左右関係なく急激に拡大する。

e 水痘

水痘ウイルスの初感染。成人水痘もまれにあるが，好発年齢は小児。汎発疹を伴う帯状疱疹との鑑別が問題となるが，既往歴をよく聞くことと，全身くまなく診察すれば帯状疱疹であればほぼ全例水疱が集簇する部分，もしくは小水疱が融合し不正形なびらん，潰瘍となった部分がある。また，水痘の場合は頭皮，口腔内，陰部にも発疹があり，新鮮な水疱と膿疱化したところ，痂皮化したところが混在するのも特徴である。

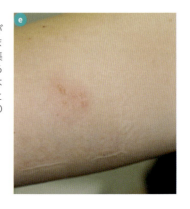

治療方針

　抗ウイルス薬の内服は必ず行う。外用剤もあるが、高齢者では高率に帯状疱疹後の神経痛が残るため、内服もしくは点滴が基本となる。疼痛対策としてビタミンB_{12}製剤、NSAIDsなどの鎮痛薬が併用されることが多い。初期より不眠を伴うような強い疼痛がある場合には、抗うつ薬なども使用されることがある。顔面神経麻痺、四肢の運動麻痺、膀胱直腸障害が出現した場合には、初期よりステロイドも併用することがあり、特に重篤な場合にはステロイドパルス療法が行われることもある。後遺症として帯状疱疹後神経痛が残った場合には、神経ブロックやイオントフォレーシスなどが行われることもある。

くすりはこう使う！

内服薬の使い方

▶ 抗ウイルス薬

> **処方例**
> ① バルトレックス錠500　　1回2錠　1日3回　朝，昼，夕 食後　7日分
> 　（一般名：バラシクロビル塩酸塩）
> ② ファムビル錠250mg　　1回2錠　1日3回　朝，昼，夕 食後　7日分
> 　（一般名：ファムシクロビル）
> ③ アメナリーフ錠200mg　　1回2錠　1日1回　朝 食後　7日分
> 　（一般名：アメナメビル）
> ④ ゾビラックス点滴静注用250 ＋ 生食100mL　　1日3回　7日分
> 　（一般名：アシクロビル）　　　　　　　　　　　　　　　　　　　　など

Point！ 高齢者や腎障害がある場合，精神神経系の副作用が生じることがあるため抗ウイルス薬はクレアチニンクリアランスによって投与量の調節が必要となる。

▶ 抗ウイルス薬以外

> 処方例

① メチコバール錠500μg　　　1回1錠　1日3回　朝, 昼, 夕 食後　7日分
　（一般名：メコバラミン）
② ロキソニン錠60mg　　　　　1回1錠　1日3回　朝, 昼, 夕 食後　7日分
　（一般名：ロキソプロフェンナトリウム水和物）
③ リリカカプセル75mg　　　　1回1錠　1日2回　朝, 夕 食後　7日分
　（一般名：プレガバリン）
④ ノイロトロピン錠4単位　　　1回2錠　1日2回　朝, 夕 食後　7日分
　（一般名：ワクシニアウイルス接種家兎炎症皮膚抽出液）
⑤ トリプタノール錠10　　　　 1回1錠　1日1回　就寝前　7日分
　（一般名：アミトリプチリン塩酸塩）

患者指導のポイント

1) 以前に感染した水痘ウイルスの再活性化による疾患であり，他人からうつされたものではない。他の人に帯状疱疹としてうつすこともない。
2) 水痘にかかったことのない人が患部に接触した場合，水痘としてうつることがある。
3) 単純疱疹と違い，ほとんどの人は一生のうち1回しか発症しない。
4) 発症前1カ月ぐらいの期間の疲労やストレスなどにより免疫力が下がっていることが原因であるため，安静が必要である。
5) 水疱が破けている場合には，細菌による二次感染のリスクがあるため患部の清潔が必要である。
6) 皮膚は2〜3週間で痂皮化し治癒するが，疼痛は後遺症としてしばらく続くことがある。
7) 急性期を過ぎても痛みが残る場合は，冷やさないよう心がける。

> **症例 9 へのアプローチ**
>
> 1) ゾビラックス点滴静注用250 ＋ 生食100mL　　1日3回　7日分
>   （一般名：アシクロビル）
> 2) メチコバール錠500μg　　　　　1回1錠　1日3回　朝，昼，夕 食後　7日分
>   （一般名：メコバラミン）
> 3) ロキソニン錠60mg　　　　　　　　　　　　1回1錠　疼痛時　10回分
>   （一般名：ロキソプロフェンナトリウム水和物）
>
> ---
>
> 🖐 **処方コメント**
>
> ①頭頸部に発症した，②疼痛が強い，③四肢麻痺が生じている，④膀胱直腸障害がでている，⑤高齢者，⑥汎発疹がでている——などの場合には内服ではなくアシクロビルの点滴をしたほうがよい。初診時に疼痛が強くなくとも経過により後から増強することがあるため，ビタミンB$_{12}$製剤は疼痛がなくても併用することが多い。

治療効果のみかた

1. 治療効果の確認
- 内服薬はいずれも保険適用が7日まで。紅斑，水疱の新たな出現がなければ病勢は抑えられたと判断する。
- 神経痛は後遺症として長期間残ることが多い。

2. こんなときは専門医へつなぎましょう
- 発熱や強い疼痛がある。
- 三叉神経領域に症状が出た。
- 四肢であっても運動麻痺が生じている。
- 膀胱直腸障害がある。
- 汎発疹が出ている。

> **コラム**
>
> ## アメナメビルについて
>
> 　帯状疱疹に投与できる抗ウイルス薬の内服薬は，2017年9月にアメナメビルが発売されたことより，①アシクロビル，②バラシクロビル，③ファムシクロビル，④アメナメビル——の4剤となり選択肢が増えました．アシクロビルは1日4回以上内服しなければ効果が出ませんでしたが，プロドラッグであるバラシクロビルが発売され，服用回数が3回に減りコンプライアンスが良くなりました．ファムシクロビルもアシクロビル，バラシクロビルと同様にDNAポリメラーゼ阻害作用をもつ薬剤であり，1日3回の内服です．
>
> 　最後発となったアメナメビルは前の3剤とは異なり，ヘリカーゼ・プライマーゼ複合体阻害作用により抗ウイルス作用をもつ薬剤[1]です．服薬回数が1日1回でよくなり，代謝経路も3剤とは異なることにより，腎機能による薬物動態への影響が少ない[2]ため，クレアチニンクリアランスに応じた投与量を設定する必要がなくなりました．ただし，前の3剤は単純ヘルペスにも保険適用がありますが，アメナメビルは2019年7月現在で帯状疱疹のみとなっています．

文　献

1) Chono K, et al：ASP2151, a novel helicase-primase inhibitor, possesses antiviral activity against varicella-zoster virus and herpes simplex virus types 1 and 2. J Antimicrob Chemother, 65：1733–1741, 2010
2) Kusawake T, et al：The Influence of Hepatic and Renal Impairment on the Pharmacokinetics of a Treatment for Herpes Zoster, Amenamevir（ASP2151）：Phase 1, Open-Label, Single-Dose, Parallel-Group Studies. Adv Ther, 34：2612-2624, 2017

9 ウイルス性疣贅

- いわゆる"いぼ"，ヒト乳頭腫ウイルス（human papillomavirus；HPV）の皮膚感染症である。
- 痛み，痒みなどの自覚症状はないことが多い。
- 尋常性疣贅は数ミリ程度の小丘疹から増大して表面が粗造で疣状になる。単発，多発，融合して局面状などの形態をとる。
- ミルメシアは足底，手掌に生じる蟻塚状の外観の小結節で疼痛を伴うことがある。
- 外陰部や肛門周囲では乳頭状や鶏冠状，カリフラワー状の病変（尖圭コンジローマ）を形成することがある。
- 小児から成人まで，他人との接触機会が多くなる世代に好発する。

症例 10 左の人差し指の小丘疹が，徐々に大きくなった

2カ月前に，左の人差し指に小さい丘疹ができ，その後，徐々に大きくなり疣状となった。さらに他の指にも同様な疣状の病変が増えてきたため受診。（35歳，男性）

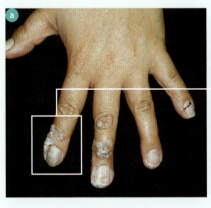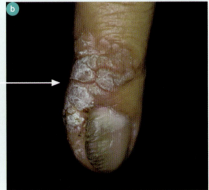

ⓐ 手指に多発する尋常性疣贅。
ⓑ 表面粗造で疣状の小結節が融合して局面状。

症例 10 へのアプローチは ➡ 96ページ参照

▶ その他のウイルス性疣贅

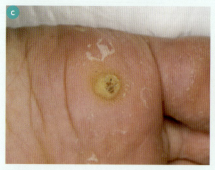
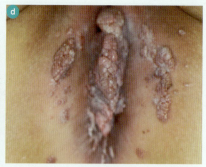

ⓒ 足底に生じたミルメシア．蟻塚状の外観を呈する小結節．削れた表面に点状の出血がみられる。

ⓓ 肛門周囲に生じた尖圭コンジローマ．鶏冠状，カリフラワー状の外観。

鑑別のポイント

1) 足底，手指，手背，膝蓋，顔面など外傷を受けやすい部分が好発部位になる。
2) 局所で多発する，融合して局面を呈する，掻破により線状に並ぶなどの分布が参考になる。
3) 水平に削ると点状出血がみられる。
4) 発症部位やHPVの型の違いによりさまざまな形状をとる（尋常性疣贅，ミルメシア，青年性扁平疣贅，尖圭コンジローマ，ボーエン様丘疹症，疣贅状表皮発育異常症など）。
5) 足底の場合はあまり隆起しない角化性の病変で胼胝や鶏眼に類似する。

類似した疾患

ⓔ **胼胝**（199ページ参照）
　加重，加圧部位にできる角質肥厚。足底に好発。ウイルス性疣贅と混在することもある。水平に角質を削るとウイルス性疣贅は点状出血を認めやすい。

ⓕ **鶏眼**（199ページ参照）
　加重，加圧部位の肥厚した角質がトゲ状になったもの，圧迫により痛みを訴える。胼胝腫と同様，削った場合の点状出血の有無が参考になる。

ⓖ **脂漏性角化症**（151ページ参照）
　高齢者の露光部位（顔面，頸部など）に好発する良性腫瘍。疣状の外観だが色素を伴うことが多く，淡褐色から黒色までの色調を呈する。

h Bowen病

表皮有棘細胞の表皮内悪性腫瘍，露光部などにびらんや発赤，過角化，色素沈着を呈し疣状になることもある。鑑別には組織検査が必要になる。

治療方針

ウイルス性疣贅の治療は，①冷凍凝固，角質の削り，炭酸ガスレーザーなど物理的局所療法，②皮膚組織への腐食性，毒性をもつ局所薬剤の塗布，③免疫賦活作用のある薬剤の内服または外用――などがある。部位，症状にあわせて使い分ける。皮膚科医に汎用されるのは液体窒素などを用いた冷凍凝固治療で，主としてウイルスへの免疫賦活作用を狙って行われるが，反応には個人差があるため数カ月～数年かけても治療効果が得られない場合もあり，疼痛を伴うのが難点である。

くすりはこう使う！

1. 外用剤の使い方

外用剤で有効性の確認されている薬剤は限られている。

▶ イミキモド
- 適応症は尖圭コンジローマのみ。
- 隔日（週3回）患部に外用する。最大16週間まで使用可能。

▶ 5％サリチル酸ワセリン
- 角質肥厚を伴った病変部を柔らかくするために用いる。
- 症例により体幹・四肢にも使用する。

> **処方例**
> ①ベセルナクリーム5％　　1日1回　患部　塗布
> 　（一般名：イミキモド）　週3回（隔日で外用，月水金あるいは火木土など）
> 　　　　　　　　　　　　塗布後は6～10時間後に石けんで洗い流す

Point！　イミキモドの適応症はウイルス性疣贅のうち，尖圭コンジローマのみ。

2. 内服薬の使い方

▶ **ヨクイニン**

HPVへの免疫反応を促すために使用する。

> **処方例**
> ①ヨクイニンエキス錠「コタロー」　　1回3～6錠（1～2g相当）　1日3回　14日分
> 　（一般名：ヨクイニンエキス）
> ②ヨクイニン末　　　　　　　　　　　1回0.33～0.66g　1日3回　14日分
> 　（一般名：ヨクイニン）

Point！　冷凍凝固治療などの治療と併用する。

患者指導のポイント

1) 患部から他の皮膚部位に感染，拡大しますので引っ掻いたりせず，なるべく触れないことが必要。
2) 掻き壊しにより拡大しやすいので，爪はまめに切り，やすりなどで整える。
3) 治癒に至るまで年単位の時間がかかることもあるが，根気強く続けることが大切。

> **症例10 へのアプローチ**
> 1) ヨクイニンエキス錠「コタロー」　　1回3～6錠（1～2g相当）　1日3回
> 　（一般名：ヨクイニンエキス）　　　　　　　　　　　　　　　　　14日分
>
> 🗨 **処方コメント**
> 　内服薬，外用剤ともに薬物治療だけで良好な結果を得るのは難しく，冷凍凝固治療などと併用する。

治療効果のみかた

1. 治療効果の確認
- 厚い角化がみられる場合はまず削り，その後に冷凍凝固治療を行う．凍結による物理的障害で水疱や血疱，びらんなどを生じて皮膚表面の病変が除去される．
- 一見して疣状の病変が除去されても同じ部位に再発してくることが多いため，数カ月程度の経過観察を行い，再発した場合には，繰り返し治療する．
- 一部の病変でも冷凍凝固などで物理的な障害を加えることでウイルスへの免疫を誘発することができれば処置部以外の病変も治癒する．

2. こんなときは専門医へつなぎましょう
- 液体窒素などを用いた冷凍凝固治療が実施できない．
- 良好な治療効果が得られない．
- 別の疾患が疑われるも鑑別できない．

コラム

イミキモドによる各種疣贅治療の可能性

イミキモド（ベセルナクリーム®）は尖圭コンジローマの治療薬として販売され，皮膚の前がん病変の一つである日光角化症への効能が保険適用に追加されています．自然免疫を活性化して抗ウイルス効果，抗腫瘍効果を発揮することから，他の腫瘍やウイルス性疾患にも治療が試みられており，同じHPVの疾患である尋常性疣贅や扁平疣贅などにも有効性が期待されますが，尖圭コンジローマと異なり厚い角質により薬剤の吸収が阻害されるため，よい効果は得られていないようです．そのため，角質を削る，薬剤で軟化させるなどの工夫が試みられています[1]．

文 献

1) 八田尚人：以前から使われている薬剤の新しい展開・問題点；イミキモド（ベセルナクリーム），皮膚科の臨床, 58:988-993, 2016

10 伝染性軟属腫（水疣）

- いわゆる"みずいぼ"，伝染性軟属腫ウイルスの皮膚感染症である。
- 接触により感染し，自家接種により多発する。
- 光沢をもった半球状で1～2mmから7～8mmくらいまでの丘疹。大きくなると中心にくぼみを生じる。
- 痛みや痒みなどの自覚症状はないことが多い。
- 幼児や小児に好発する。成人例では免疫不全状態が背景にある可能性がある。
- アトピー性皮膚炎や乾燥性皮膚炎などの痒みを伴う皮膚の状態で，掻破により拡大しやすい。

症例11 下肢に水疣が多発し，大きくなってきた

保育園に通う男児。乾燥性皮膚炎があり，よく身体を引っ掻く。3週間前から下肢に小さい丘疹（水疣）が数個あったが，徐々に数が増えて大きくなったため受診した。（3歳，男児）

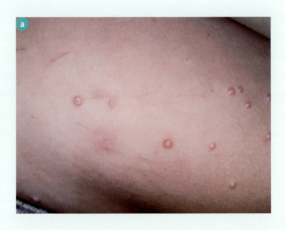

ⓐ 大腿部に多発した伝染性軟属腫，大きいものでは中心にくぼみがある。周囲に掻破痕が目立つ。

症例11 へのアプローチは ➡ 100ページ参照

▶ その他の伝染性軟属腫

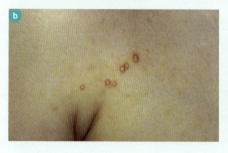 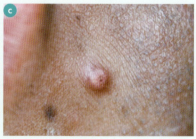

ⓑ 腋窩に生じた伝染性軟属腫，掻破行動により拡大したため線状に配列している。
ⓒ 大きくなった伝染性軟属腫の丘疹，中心部がやや陥凹する。内容は白色の粥状物質。

鑑別のポイント

1) 体幹・四肢に好発する小丘疹。光沢を有して柔らかく，つまむと粥状の内容物が圧出される。
2) 局所で多発する，掻破により線状に並ぶなどの分布。

類似した疾患

ⓓ 光沢苔癬
　表面が平滑で光沢のある1〜2mmほどの小丘疹。比較的規則的に分布し，個々の大きさがほぼそろう。痒みなどは伴わない。若年男児に好発。自然治癒する。

ⓔ 若年性黄色肉芽腫
　黄色調の表面平滑な1〜10mmほどの丘疹，結節。生下時，生後数カ月に発症し，5，6歳で自然消退する。

ⓕ 青年性扁平疣贅
　ウイルス性疣贅の一種。顔，手などに好発する。2〜3mmから1cm程度の扁平な丘疹。個疹が融合することもある。正常皮膚色から淡紅色で痒みなどは伴わないことが多い。

治療方針

　通常，患者のウイルスへの免疫獲得により自然軽快する疾患であるが，治癒までには数カ月〜数年かかる場合もある。幼小児では掻破により自家接種されて拡大することも多いので，可能であれば早めに処置する。外用剤，内服薬などによる有効な薬物

治療はなく，鑷子（ピンセット）により丘疹を内容物ごと摘除する治療が一般的である。ウイルス性疣贅と同様に液体窒素による冷凍凝固治療や硝酸銀，グルタルアルデヒドなどの薬剤塗布による水疣の除去や炭酸ガスレーザーによる焼灼なども行われる。

くすりはこう使う！

保険適用の直接有効な薬剤はない。物理的な除去が唯一の効果的な治療。
- 摘除の際に疼痛を軽減するため，リドカイン含有テープなどを使用するとよい。

Point！ 局所麻酔薬の使用はアレルギーに注意する。

患者指導のポイント

1) 患部から他の皮膚部位に感染するので，なるべく掻かない，触れないことが必要。
2) 掻破により拡大しやすいので，爪はまめに切り，やすりなどで整える。
3) 見つけづらく取り切れない小さい水疣が後から大きくなってくることもよくあるので治癒に至るまで慎重に経過をみる。
4) 入浴，プールなどの水を介して伝染することはないとされるが，タオルなど直接肌に触れるものの共用は避ける。

症例11 へのアプローチ

1) リドカインテープ　1枚

摘除治療の際に7～8mm角に切ったテープを個疹に一つひとつ貼付して，1時間程度待つことで摘除による疼痛を緩和できる。鑷子などで一つずつ摘除していく。

処方コメント

外用剤，内服薬ともに薬剤による伝染性軟属腫への有効な治療法はない。摘除によって出血が起こるが，当日のガーゼや絆創膏による保護処置だけで通常問題なく止血，痂皮化して治癒する。

治療効果のみかた

1. 治療効果の確認
- 摘除後も周囲などに目立たない小さい軟属腫が残っていることが多く，1〜2週間程度の間隔で再診させて取り切り，残りのないことを確認する。

2. こんなときは専門医へつなぎましょう
- 良好な治療効果が得られない。
- アトピー性皮膚炎，乳児湿疹など掻破しやすい湿疹病変を合併しており，あわせて治療が必要。
- 免疫異常の疑われる成人など。

> **コラム**
>
> **伝染性軟属腫などの皮膚の学校感染症について**
>
> 伝染性軟属腫（水疣）は入浴，プールなどでの小児間での感染の可能性が疑われていたため，通学の制限やプール浴の制限が問題になりました。これについては手足口病や伝染性紅斑（りんご病），頭虱（あたまじらみ），伝染性膿痂疹（とびひ）とともに皮膚の学校感染症対策が市民に向けて日本臨床皮膚科医会・日本小児皮膚科学会・日本皮膚科学会・日本小児感染症学会の共同の統一見解として出されています。伝染性軟属腫については「幼児・小児によく生じ，放っておいても自然に治ることもありますが，それまでには長期間を要するため，周囲の小児に感染することを考慮して治療します。プールなどの肌の触れ合う場ではタオルや水着，ビート板や浮き輪の共用を控えるなどの配慮が必要です。この疾患のために，学校を休む必要はありません」とされています[1]。

文 献
1) 日本皮膚科学会，他：皮膚の学校感染症に関する統一見解について（https://www.dermatol.or.jp/modules/publicnews/index.php?content_id=1）

11 足白癬，爪白癬

- 白癬菌による感染症である。角質増殖型では痒みはないことが多い。
- 皮疹は左右対称ではないことが多い。足白癬では，爪白癬の有無を確認することは必須である。
- 爪白癬では痒みなどの自覚症状がないことが多い。靴と接する第Ⅰ，Ⅴ足趾に多い[1,2]。
- 一見，年齢による爪の変化などと見逃されていることが多い。
- 長期に加療されていない足白癬から爪白癬に進展すると考えられている。
- 男女ともに，50歳以上では罹患率が上昇する。長時間革靴を履く仕事や糖尿病患者のリスクが高い。

症例 12 約2年前から爪が変形，最近では趾間の変化も

下肢静脈瘤術後，約2年前から爪が変形し，最近は趾間の変化も伴ってきたため，爪白癬が疑われクリニックから紹介受診。ダーモスコピーで楔型爪白癬を疑いKOH直接鏡検で確定診断を行った。

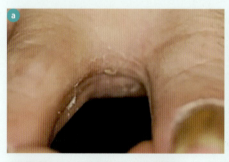

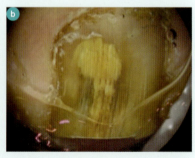

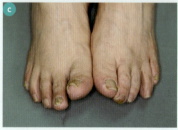

ⓐ 趾間型足白癬：遠位側縁爪甲下爪真菌症（distal and lateral subungual onychomycosis；DLSO）の楔型爪白癬を合併した趾間型足白癬（爪真菌症の分類は**表1**参照）。

ⓑ ダーモスコピー所見：DLSOに矛盾しない。さまざまな色の縦走線条[3]。

ⓒ 爪白癬：DLSO。爪白癬に合併する足白癬は角質増殖型が多いが趾間型や小水疱型も合併することがある。

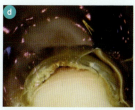
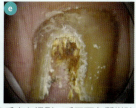
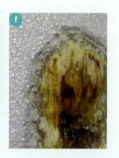

ⓓ ダーモスコピー像：遠位から爪床を撮影，爪甲下角質増殖と納豆巻様の爪甲下色素病変（Fermented soybeans roll）。楔型では開窓処置が有効。

ⓔ プラスチックニッパーにて開窓処置。白癬菌塊（dermatophytoma）を確認し，診断確定。

ⓕ 爪甲の裏面：平板培地裏面の培養所見のように黄黒褐色の色素を認める。

症例 12 へのアプローチは ➡ 107ページ参照

▶ その他の足白癬

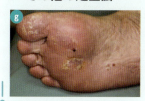

ⓖ **小水疱型足白癬**：白癬は，①足白癬，②小水疱型，③趾間型，④角質増殖型の4つに分類されるが，それぞれ合併していることも多い。

表1 爪真菌症の分類

	特徴	臨床
遠位側縁爪甲下爪真菌症（DLSO）	もっとも頻度が高い爪床の白癬。爪の先端や側縁部が変色する。	
近位爪甲下爪真菌症（proximal subungual onychomycosis；PSO）	爪のつけ根が白くに濁る。	
表在性白色爪真菌症（superficial white onychomycosis；SWO）	爪の表面が白くなり外用剤でも効果あり。	

11．足白癬，爪白癬 103

全異栄養性爪真菌症 (total dystrophic onychomycosis；TDO)	上記いずれかのタイプが治療されずに放置された場合になる。爪全体に症状が発生する。	

鑑別のポイント

1) KOH直接鏡検で糸状菌陽性であることが重要になる。
2) 爪ではダーモスコピー所見が参考になる。
3) DLSOの爪白癬ではさまざまな色の爪甲線条，鋸状近位端，爪甲下角質増殖などが有用。
4) 慢性湿疹は鏡検陰性で両側性の病変がある。
5) 爪乾癬は爪，足以外の銀白色の鱗屑を伴う角化性紅斑局面がある。
6) カンジダ性爪囲爪炎は爪囲の炎症あり。鏡検および培養でカンジダ陽性。白癬陰性である。

類似した疾患

ⓗ 汗疱
小水疱や鱗屑を伴う掌蹠に病変。鏡検陰性。

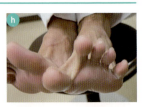

ⓘ 接触皮膚炎（52ページ参照）
外用歴や接触歴，部位が限局性。

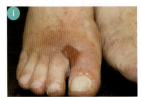

ⓙ 伝染性膿痂疹（128ページ参照）
夏季に好発，足底以外の体に散布疹。

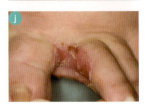

k, l 掌蹠膿疱症
膿疱や爪周炎，爪甲変形，胸鎖関節痛を伴うことがある。

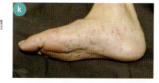

m 慢性湿疹
乾皮症を背景として，ごしごしと洗うことで増悪，健康サンダル皮膚炎も注意。

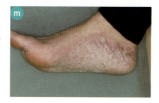

n, o 尋常性乾癬（70ページ参照）
鑑別にダーモスコピーが有用。
- ★；爪甲下の油滴状所見（oil drop）
- ■；短線状出血像（splinter hemorrhages）

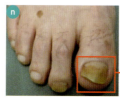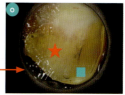

爪乾癬ダーモスコピー像

治療方針

標準的な治療方針を解説する（薬物療法，非薬物療法）。足白癬治療の基本は外用剤で，爪白癬合併例では内服も考慮するが，罹患爪が少なく，DLSOの早期病変やSWOでは外用療法を行う。楔型も外用療法で効果あるが，アドヒアランスが不十分であれば，内服を検討する。早期完治を目指すのであれば基本は内服治療になる。

くすりはこう使う！

抗真菌薬の外用で爪囲病変が改善することも多く，また足全体を毎日しっかりと観察することでフットケアの向上につながる。
- 足白癬治療では，病変の状態によって軟膏やクリーム，ローションを選択する。
- 爪に関しては，爪専用外用剤が2剤あり，内服も選択肢が3つある。
- 爪白癬外用は基本的には皮膚への足白癬外用剤と併用して，爪と皮膚を同時に治療する。
- 先に足白癬の外用を行い，皮膚に保護膜を作ったうえに爪の外用を行うとよい。
- 爪白癬外用剤は周囲皮膚につくと接触皮膚炎を生じやすいので必ず拭き取る。

▶ 爪白癬への外用剤，内服薬

> **処方例**
> ①クレナフィン爪外用液10%　　1日1回　爪
> 　（一般名：エフィナコナゾール）
> ②メンタックスクリーム1%　　1日1回　両足趾間　足裏
> 　（一般名：ブテナフィン塩酸塩）
> ③ルコナック爪外用液5%　　　1日1回　爪
> 　（一般名：ルリコナゾール）
> ④ルリコン軟膏1%　　　　　　1日1回　両足趾間　足裏
> 　（一般名：ルリコナゾール）
> ⑤ネイリンカプセル100mg　　1日1回　1錠　夕
> 　（一般名：ホスラブコナゾールL-リシンエタノール付加物）
> ⑥ラミシール錠125mg　　　　1日1回　1錠　夕
> 　（一般名：テルビナフィン塩酸塩）

Point！ 罹患爪が多いときには内服薬をすすめる．罹患爪が少ないときには，まず外用剤をすすめる．小児は外用剤を中心に使用する．

▶ 足白癬のみのときの外用剤

剤形はクリームが基本であるが，状態で軟膏，ローション（液）も使い分ける．1日1回入浴後または，寝る直前の外用がよい．

> **処方例**
> ①ルリコン軟膏1%／クリーム1%／液1%　　　　　　1日1回　患部　塗布
> 　（一般名：ルリコナゾール）
> ②アスタット軟膏1%／クリーム1%／外用液1%　　　1日1回　患部　塗布
> 　（一般名：ラノコナゾール）
> ③アトラント軟膏1%／クリーム1%／外用液1%　　　1日1回　患部　塗布
> 　（一般名：ネチコナゾール塩酸塩）
> ④ラミシールクリーム1%　　　　　　　　　　　　　1日1回　患部　塗布
> 　（一般名：テルビナフィン塩酸塩）
> ⑤ゼフナートクリーム2%／外用液2%　　　　　　　　1日1回　患部　塗布
> 　（一般名：リラナフタート）
> ⑥ペキロンクリーム0.5%　　　　　　　　　　　　　1日1回　患部　塗布
> 　（一般名：アモロルフィン塩酸塩）

⑦メンタックスクリーム1%/外用液1%/スプレー1%　　1日1回　患部　塗布
　（一般名：ブテナフィン塩酸塩）
⑧ニゾラールクリーム2%/ローション2%　　　　　　　1日1回　患部　塗布
　（一般名：ケトコナゾール）

> **Point！**　アトピー性皮膚炎などかぶれやすい背景のある症例には外用よりも内服をすすめる。足白癬のみであれば，外用しやすいローション剤もよい。びらんや水疱は軟膏を使用したほうがよい。

患者指導のポイント

1) 汗をかいた靴下を履いたまま就寝しない。
2) 湿度100%の状態を長くしない。皮膚乾燥が大切である。通気のよい靴下，靴を選ぶ。
3) 1日中同じ靴を履かない。通勤と職場で靴を履き替え，靴を乾燥させる時間を作る。
4) ごしごしと洗い過ぎるとかえって角層を傷つけて感染しやすくなる。
5) 薬は擦り込むのではなく薄く伸ばす。

症例12 へのアプローチ

1) ネイリンカプセル100mg　　1回1錠　1日1回　14日分
　（一般名：ホスラブコナゾールL-リシンエタノール付加物）

処方コメント

　12週間投与後に外用抗真菌薬を1日1回，両足全体と爪周り。まず爪白癬の有無が大切である。臨床的に足白癬を疑っていても鏡検陰性であれば，まずはステロイド軟膏の外用治療から開始して，次回再診時に再検とする。受診の2〜3日前からすべての外用は休薬して病変部で再検。鏡検陽性であれば，足白癬の治療を開始する。接触皮膚炎を疑うときには中止する。皮膚炎部位にはステロイドの外用剤を使用する。

治療効果のみかた

1. 治療効果の確認
- 治療効果の判断は臨床的混濁面積の改善と鏡検で行う。
- 爪白癬は外用治療では1年から1年半かかることも多いが2年を過ぎていたら，漫然と継続しない。診断を含めて専門医へ。

2. こんなときは専門医へつなぎましょう
- 漫然と外用剤や内服薬で治療していて，爪変形が残存したり，色調が変化してきている症例は，必ず正確な診断の見直しが必要なため，専門医でKOH直接鏡検を再検する必要がある。
- 外用治療中に爪甲や周囲の皮膚が悪化して，接触皮膚炎を疑うような変化がある。
- 爪甲の白濁や黄染を認めた。
- 終了のタイミングがわからない。正確なKOH直接鏡検が必要。
- メラノーマやボーエン病などの皮膚がんも否定できない変化を認める。

コラム
爪白癬外用剤の使い方

　患者さん自身やご家族などに毎日外用していただくことが必要です。アドヒアランスを向上させるためには外用方法を指導すること，スマートフォンなどで，定期的に状態を撮影してもらうこと，受診時に皮膚科医に爪を切ってもらい，評価してもらうことなどが有効です。

　楔型は外用剤が有効で，開窓処置などせずに内服のみにしてしまうと空洞があるために菌まで薬剤が届きにくく難治となります。基本的に足白癬から続発性に発症することが多いので，爪白癬外用剤を爪に処方するときには，同時に足白癬の外用剤も処方して，足へのケアを説明するようにしましょう。

　白癬菌からすると，なるべく宿主に長く感染できる爪に感染することが有利となるので，爪白癬のみではなく足白癬も同時に治療することが大切である。明らかに足には皮疹がない場合でも，爪の病変が完治するまでは，足白癬外用剤を皮膚に外用するようにします。爪白癬外用剤は，接触皮膚炎，白濁，黄染という変化が爪に生じます。漫然と外用を続けるのではなく，適宜，KOH直接鏡検を施行して，やめ時を判断することも重要です。

文　献
1) 佐藤友隆：Onychomycosis. Medical Mycology Journal, 57：J171-173, 2016
2) 佐藤友隆：具体的な爪白癬治療．日本臨床皮膚科医会雑誌, 35：79-86, 2018
3) 佐藤友隆：ここでしか聞けない，爪白癬の病態と診断：ダーモスコピー所見．日本臨床皮膚科医会雑誌, 35：630-631, 2018

12 手湿疹（主婦湿疹）

- 手に触れる物質の刺激やアレルギーで起きる皮膚炎である。
- 男性より女性に多い。
- 刺激性手湿疹において，刺激が加わる部位に，乾燥や鱗屑からはじまり，刺激が長期に及んだ場合，湿疹様の紅斑，小水疱がみられるようになり，慢性期になると角質増殖や皮膚の肥厚，亀裂が目立つようになる。
- 化学物質によるアレルギー性接触皮膚炎による手湿疹は，紅斑や小水疱といった湿疹症状や痒みが強い。

症例 13　春季から夏季にかけて手指，手掌に水疱

　30年くらい前から手が荒れるようになった。毎年，春季から夏季にかけて手指，手掌に水疱が形成されるようになった。また，レタスを触ると，症状が悪化するとのことであった。季節的な変動はあるが，一年を通して，手に痒みを伴う皮疹がみられる。（86歳，女性）

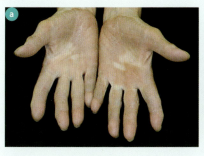
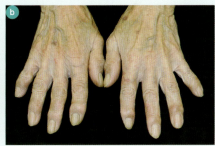

ⓐ 手掌や手指全体の乾燥，落屑と紅斑がみられる。
ⓑ 爪周囲に落屑と紅斑がみられる。

症例 13 へのアプローチは ➡ 114ページ参照

鑑別のポイント

1) 病歴を聴取し，原因抗原や刺激因子を推測することが大切である。
2) 夏季に水疱形成がみられたなら，異汗性湿疹（ c ）が，病因の一つとして考えられる。
3) 原因物質に繰り返し接触するうちに感作されて，アレルギー性接触皮膚炎を来すようになった可能性が考えられる。
4) 必要に応じて鏡検し，真菌などの感染症を除外する。

▶ 手湿疹の起こる原因

1) 接触皮膚炎の原因として，ニッケルやクロムなどの金属，ゴム製品に含まれる加硫促進剤，洗剤やシャンプーの成分，毛染めの主剤であるパラフェニレンジアミン，ウルシやサクラソウ，キクなどの植物が代表的である。
2) 接触皮膚炎を来す食物の原因物質としては，柑橘類やセロリ，マンゴーなどがある。
3) 家庭では，洗剤，シャンプー，石けんに含まれる界面活性剤との接触が大きな原因である。水による頻回の手洗いによる影響もある。
4) ゴム手袋に含まれるラテックス抗原は，接触蕁麻疹を起こすことがある。
5) 職業性接触皮膚炎，湿疹を発症しやすい職業は，理・美容師，看護師，飲食業などである。
6) アトピー性皮膚炎の患者は，皮膚のバリア機能が低下しやすい素因があるため，刺激性の手湿疹を起こしやすい。

類似した疾患

c 汗疱状湿疹（汗疱，異汗性湿疹）

手掌，手指側縁に両側性，対称性に小水疱が多発する。しばしば足底にも同様の病変がみられる。夏季に増悪する傾向がある。原因は明らかでないことが多い。

d 白癬（102ページ参照）

片側性であることが多い。手掌に小水疱，鱗屑がみられる。多くの場合，重症の足白癬を合併する。鏡検で菌糸が検出される。

e カンジダ症

指間に浸軟した紅斑がみられる。家事や飲食業など，手が濡れた状態を維持しやすい環境において発症しやすい。皮膚の症状だけでは，手湿疹と鑑別することが困難なことがある。直接鏡検が診断根拠となる。カンジダ性爪囲炎では，爪周囲に発赤，腫脹がみられる。

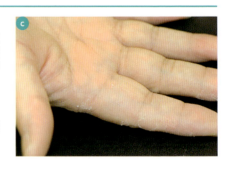

f 掌蹠膿疱症

手掌と足底に膿疱が多発し，寛解，増悪を繰り返す。診察時に必ずしも膿疱がみられず，紅斑と鱗屑が主な症状であるときもあるため，注意が必要である。

g 乾癬（70ページ参照）

厚い鱗屑を伴う紅斑が全身に多発することが多いが，爪とその周囲に症状が限局することもある。

h 疥癬（135ページ参照）

掌蹠や指間，手首屈側に丘疹や線状の鱗屑がみられる。鏡検で虫体や虫卵が検出される。角化型疥癬は角質の増殖が特徴的で，厚い灰色～黄白色の鱗屑が蛎殻のように付着する。鏡検で多数のヒゼンダニが確認される。

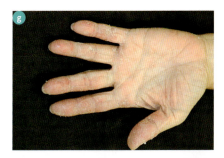

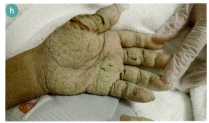

治療方針

手の皮膚を保護する目的で，保湿剤を使用する。保湿剤によって皮膚バリアを保ち，原因物質の皮膚への侵入を防ぐ。湿疹病変にステロイド外用剤を使用する。亀裂に対しては，物理的な刺激を避けて湿潤環境を保つようにする。抗ヒスタミン薬などの内服薬は，痒みに対する補助療法となる。難治例や重症例で，アレルギー性接触皮膚炎が疑われる場合には，パッチテストなどで原因検索を行い，可能な限り排除する。パッチテストを行う際には，患者が持参する製品や，ジャパニーズスタンダードアレルゲンを貼布する。

くすりはこう使う！

1. 外用剤の使い方

▶ ステロイド

- 手掌の皮膚は厚く，ステロイド外用剤の経皮吸収率が低いので，十分に炎症を制御するために，ベリーストロングクラス以上のステロイド外用剤を使うことが多い。
- 搔破痕やびらんに外用した際の刺激が少なく，乾燥を助長しない油脂性の軟膏基剤を用いることが多い。

- 外用剤のアドヒアランスを向上させるために，クリーム基剤のステロイドを処方することもある。
- 亀裂がみられる場合，ステロイド軟膏を塗布した後に亜鉛華単軟膏を伸ばした柔らかい布を貼る重層療法やステロイド含有テープを貼る。

> **処方例**
>
> ①アンテベート軟膏0.05%　　　1日2回　朝，夜　塗布
> 　（一般名：ベタメタゾン酪酸エステルプロピオン酸エステル）……………**重度**
> ②トプシムクリーム0.05%　　　1日2回　朝，夜　塗布
> 　（一般名：フルオシノニド）………………………………………………………**重度**
> ③リンデロン-V軟膏0.12%　　　1日2回　朝，夜　塗布
> 　（一般名：ベタメタゾン吉草酸エステル）……………………………………**中等度**
> ④ボチシート20%　　　　　　　1日1回　夜　貼付
> 　（一般名：亜鉛華軟膏）……………………………………………………………**亀裂**
> ⑤ドレニゾンテープ4μg/cm²　　1日1回　夜　貼布
> 　（一般名：フルドロキシコルチド）……………………………………………**亀裂**

> **Point！** 炎症が軽快したら，①ステロイド外用剤のランクを下げる，②外用回数を減らす──などの管理を行う。

▶ 保湿剤

保湿外用剤を頻回に外用することは重要。
- 白色ワセリンなどの油脂製剤は，角質からの水分蒸散を防ぐが，使用感に難がある。
- ヘパリン類似物質，尿素製剤などのモイスチャライザー製剤は，水分を保持して高い保湿効果を維持する。ローションなど使用感のよい基剤のものもある。
- 尿素製剤は，亀裂や掻破痕に外用すると刺激感がみられることがある。

> **処方例**
>
> ①白色ワセリン　　　　　　　　1日1〜数回　塗布
> 　（一般名：白色ワセリン）
> ②ヒルドイドソフト軟膏0.3%　　1日1〜数回　塗布
> 　（一般名：ヘパリン類似物質）
> ③ヒルドイドローション0.3%　　1日1〜数回　塗布
> 　（一般名：ヘパリン類似物質）
> ④ケラチナミンコーワクリーム20%　1日1〜数回　塗布
> 　（一般名：尿素）

> **Point！** 保湿外用剤の特徴を理解したうえで，皮疹の状態や患者の好みや生活様式，季節などを考慮して，外用アドヒアランスが向上するものを選ぶ。

2. 内服薬の使い方

痒みをやわらげる目的にて使用する。

▶ 抗アレルギー薬

処方例

① アレグラ錠60mg　1回1錠　1日2回　朝, 夕 食後　14日分
（一般名：フェキソフェナジン塩酸塩）
② ビラノア錠20mg　1回1錠　1日1回　空腹時　14日分
（一般名：ビラスチン）

など

> **Point！** 痒みに対する補助療法である。

患者指導のポイント

1) 職業歴や悪化時期，生活環境などを詳しく聴取する。
2) 病歴の聴取により推定される原因物質を可能な限り除去する。
3) 手指の皮膚を水やほこり，洗剤，シャンプー，食品などから保護するために，水仕事を行うときは保護手袋を装着する。
4) 家事仕事において，合成ゴムもしくはポリ塩化ビニル製の手袋を装着する。
5) 保護手袋を長時間にわたり使用する際は，綿の手袋を保護手袋の下に使う。
6) こまめに保湿剤を外用する。

> **症例 13 へのアプローチ**
>
> 1) アレグラ錠60mg　　　　　　　　1回1錠　1日2回　朝, 夕　14日分
>   （一般名：フェキソフェナジン塩酸塩）
> 2) トプシムクリーム0.05%　　　　　1日2回　手に塗布　20g
>   （一般名：フルオシノニド）
> 3) ケラチナミンコーワクリーム20%　1日1〜数回　手に塗布　75g
>   （一般名：尿素）
> 4) ドレニゾンテープ4μg/cm^2　　　1日1回　手に貼付　2枚
>   （一般名：フルドロキシコルチド）
>
> ---
>
> 🖐 **処方コメント**
>
> 保湿剤をこまめに外用する。湿疹病変にはステロイド外用剤, 亀裂にはステロイド含有テープを使う。痒みに対しては内服薬を処方する。

治療効果のみかた

1. 治療効果の確認
- 紅斑や水疱といった炎症が改善するまで, ステロイドを継続して外用する。
- 炎症が軽快したらステロイド外用剤のランクを下げる, あるいは, 外用回数を減らすようにする。

2. こんなときは専門医へつなぎましょう
- 一般的な湿疹の治療を行っても改善効果がみられない。
- 原因検索が必要と考えられる。

13 脂漏性皮膚炎

- ☑ 頭皮や顔面（眉毛部，頬部，小鼻など），前胸部，鼠径部など脂腺の発達した脂漏部位に好発する湿疹。
- ☑ 乳児湿疹にも含まれる乳児型と思春期以降に生じる成人型に分けられる。
- ☑ 病態には皮膚常在性真菌であるマラセチアが関与しており，慢性に経過する。
- ☑ 入浴困難な高齢者やステロイドの内服などにより，脂質分泌が活発な状態の患者に好発する。

症例 14 市販の外用剤でも改善しない顔面や背部の強い痒み

　数年前から小鼻が赤くなっていることに気がついていた。体調を崩し，1ヵ月前から入浴を1日おきにしたところ，顔面や背部に皮疹を認めるようになった。市販の外用剤を使用しても改善せず，痒みも強いため受診した。（70歳，男性）

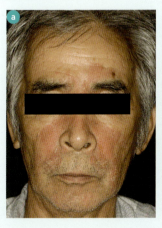
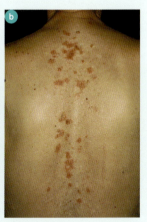

ⓐ 眉毛部や頬部に細かい鱗屑，紅斑あり。痒みも伴っている。
ⓑ 汗がたまりやすい背部正中にも鱗屑と痒みを伴う紅斑を認める。

症例 14 へのアプローチは ➡ 119ページ参照

鑑別のポイント

1) 鱗屑と痒みを伴う紅斑であれば，湿疹性の病変を疑う。
2) 皮疹が前述の脂漏部位に限局していれば，脂漏性皮膚炎を疑う分布となる。
3) 以前から顔面の赤みを自覚している場合は，慢性の経過をうかがわせる。
4) スキンケアの頻度が低下しているなどの増悪因子も重要なポイントである。

類似した疾患

ⓒ 乾癬（70ページ参照）
中年以降の男性に好発する慢性疾患である。皮疹そのものは類似することがあるが，乾癬はより広範囲に皮疹を生じ，肘や膝などの摩擦部位を好発とする。

ⓓ 酒さ
顔面に紅斑を呈する疾患として重要な鑑別であり，合併することもある。顔面に発赤や火照りを生じる。毛細血管の拡張が主体であり，ステロイド外用剤では改善しない。

ⓔ アトピー性皮膚炎（46ページ参照）
脂漏性皮膚炎と合併する例も多い。湿疹が脂漏部位に限局せず全身に生じる。

ⓕ 全身性エリテマトーデス
蝶形紅斑や亜急性エリテマトーデスの丘疹鱗屑性皮疹が類似しうる。通常，他の随伴症状を呈する。

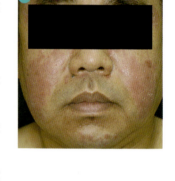
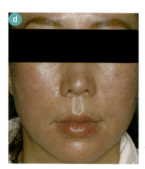
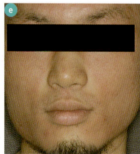
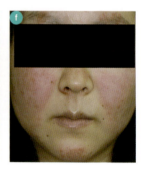

治療方針

　常在真菌であるマラセチアが関与しているため，まずは疾患の治癒よりも症状のコントロールに重きを置く。瘙痒や落屑などの症状にはステロイド外用剤が有効であるが，長期的な連用は避けるべきである。副作用がほとんどない抗真菌薬の外用は即効性に乏しいものの維持療法として有効である。脂質の分泌を抑えるためにビタミンB群の内服を併用することがある。また，痒みが強い場合は，抗アレルギー薬を併用しても良い。いずれにしろ慢性に経過するため，患者にその旨をしっかり説明し，長期的な治療計画が重要である。

くすりはこう使う！

1. 外用剤の使い方

▶ 抗真菌薬
- 発症の一因となっているマラセチアを抑制するために使用する。
- 白癬や癜風の治療と異なり，1日2回の外用が基本である。
- 症状が落ち着いた後も，維持療法として好発部位に外用を継続する。

▶ ステロイド
- 基本的には抗真菌薬と併用する。
- 症状の緩和が目的であり，強いステロイド（ベリーストロング以上）は基本的には用いない。
- 連用することで毛細血管拡張や皮脂増加を来すため，長期間の使用は避ける。

▶ タクロリムス（保険適用外）
- ステロイドのような皮膚の菲薄化や皮脂増加などの副作用がなく，長期連用も可能である。
- 瘙痒を抑える効果はステロイドよりも強いといわれている。
- 外用後のヒリヒリ感や紅潮に注意が必要。

> **処方例**
> ①ニゾラールローション2%　　1日2～3回　顔，頭部　全体的に塗布
> 　（一般名：ケトコナゾール）
> ②リンデロン-Vローション　　1日2回　頭皮の痒い部分　塗布
> 　（一般名：ベタメタゾン吉草酸エステル）……中等症以上，ニゾラールと重ね塗り

13. 脂漏性皮膚炎　　117

③ロコイド軟膏0.1%　　　　　1日2回　顔面の痒い部分や赤みが強い部分に塗布
　（一般名：ヒドロコルチゾン酪酸エステル）…中等症以上，ニゾラールと重ね塗り
④メサデルム軟膏0.1%　　　　1日2回　体の痒い部分や赤みが強い部分に塗布
　（一般名：デキサメタゾンプロピオン酸エステル）………中等症以上，ニゾラール
　　　　　　　　　　　　　　　　　　　　　　　　　　　　　　と重ね塗り
⑤プロトピック軟膏0.1%　　　1日2回　顔面の痒い部分や赤みが強い部分に外用
　（一般名：タクロリムス水和物）…中等症以上，ニゾラールと重ね塗り（保険適用外）

> **Point！** 外用療法の基本は，まず全体的に抗真菌薬を外用し，症状の強い部分にステロイド外用剤を重層塗布する。

2. 内服薬の使い方

▶ 第2世代抗ヒスタミン薬（抗アレルギー薬）
痒みが強い場合には，外用療法に追加して投与することがある。

▶ ビタミンB_2，B_6
古くから使用されており，安全性が高い。抗真菌薬の外用剤とともに初期～維持期で併用可能。市販のサプリメントでも代用できる。

処方例
①フラビタン錠10mg　　　1回1錠　1日3回　毎食後　14日分
　（一般名：フラビンアデニンジヌクレオチド）
②ピドキサール錠10mg　1回3錠　1日3回　毎食後　14日分
　（一般名：ピリドキサールリン酸エステル水和物）
③アレグラ錠60mg　　　　1回1錠　1日2回　朝，夕食後　14日分
　（一般名：フェキソフェナジン塩酸塩）
④ザイザル錠5mg　　　　　1回1錠　1日1回　就寝前　14日分
　（一般名：レボセチリジン塩酸塩）

> **Point！** 抗アレルギー薬を併用する際は，非鎮静性の第2世代を用いる。内服治療のみではコントロール困難であることが多いので，外用療法と併用する。

患者指導のポイント

1) 症状のある間は，可能な限り連日の洗顔やシャワーを心がける。
2) 皮脂を落とそうと何度も洗顔したり，強く擦ったりすることは，最終的に皮脂の分泌増加につながるため愛護的なスキンケアを行う。
3) 自分の脂漏が原因であることにショックを受けることがあるため，一般的で万人がなりうる疾患であることを説明する。また一度，症状が軽快しても季節や体調次第で再発することを説明する。
4) 年齢を重ねると，頭頸部は脂漏が多くなり，四肢は乾燥肌になる傾向がある。脂漏性皮膚炎を皮脂欠乏性湿疹と考え，保湿剤で対応する患者も多いが改善は乏しい。

症例 14 へのアプローチ

1) フラビタン錠10mg　　　　　1回1錠　1日3回　毎食後　14日分
   （一般名：フラビンアデニンジヌクレオチド）
2) ピドキサール錠10mg　　　　1回3錠　1日3回　毎食後　14日分
   （一般名：ピリドキサールリン酸エステル水和物）
3) ニゾラールローション2%　　1日2, 3回　顔，頭部，背部　全体的に外用
   （一般名：ケトコナゾール）
4) ロコイド軟膏0.1%　　　　　1日2回　顔面の痒い部分や赤みが強い部分に
   （一般名：ヒドロコルチゾン　　　　　ニゾラールと重ね塗り
   酪酸エステル）
5) メサデルム軟膏0.1%　　　　1日2回　体の痒い部分や赤みが強い部分にニ
   （一般名：デキサメタゾン　　　　　ゾラールと重ね塗り
   プロピオン酸エステル）

処方コメント

痒みや鱗屑が改善した際には維持療法へ移行し，ステロイドの外用は中止する。再び痒みが出た際に外用を再開する。ステロイドを間欠的に使用することで副作用の軽減を図ることができる。赤みは最後まで残ることがあるので，皮膚の赤みのみではステロイド外用の目安とはしない。

治療効果のみかた

1. 治療効果の確認
- 一般的に痒みに対するステロイドの外用は1〜2週間で終了できる。
- 赤みが残存していても，痒みや鱗屑が軽快していれば，抗真菌薬の外用剤のみとして継続する。
- 維持療法の終了に明確な指標はないが，室温や体調など増悪因子が解除されるまでが，維持療法終了の一つの目安となる。

2. こんなときは専門医へつなぎましょう
- 痒みや鱗屑がなく，赤みが目立つ場合は，酒さが鑑別となるため，専門医へ紹介する。
- 鱗屑が強い場合やステロイドの外用剤に抵抗性のある場合は，乾癬などの他疾患の可能性があるため専門医へ紹介する。
- 痒みがなく，発熱や関節痛を伴う場合は，膠原病に伴う紅斑が鑑別となるため専門医へ紹介する。

コラム

維持療法として有効な抗真菌薬の使い方

　脂漏性皮膚炎の維持療法として有効な抗真菌薬（ケトコナゾール）ですが，連日の広範囲の外用は患者の負担になります。そこでミコナゾール含有のシャンプーやボディソープが販売されており，それを用いることでマラセチアを抑制し，症状をコントロールすることができます。また若年の患者のみでなく，介護が必要な高齢者でも介護者の負担軽減につながり，患者や家族のQOLの改善が期待できます。

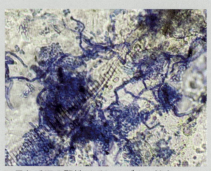

マラセチアの酸性メチレンブルー染色
〔提供：帝京大学ちば総合医療センター皮膚科　佐藤友隆先生〕

14 痒疹

- 痒疹は，痒疹丘疹からなる反応性の疾患群である。
- 痒疹丘疹は，痒みの強い孤立性の丘疹を特徴とする。
- 痒疹は，急性，亜急性，慢性に分類される。
- 慢性痒疹として，多形慢性痒疹と結節性痒疹が代表的な疾患である。
- 多形慢性痒疹は中高年の体幹，とりわけ腹部から腰部を中心に，蕁麻疹様の紅色丘疹からはじまり，やがて淡褐色充実性丘疹となり，丘疹はしばしば集簇する。皮疹は再発を繰り返し，慢性に経過する。
- 多形慢性痒疹は，ときに悪性腫瘍などの内臓疾患に関連していることもある。
- 結節性痒疹は四肢伸側や腰部に好発し，大きさが小豆大〜豌豆大までの褐色調，隆起性の硬い結節を特徴とする。個々の皮疹は治療に抵抗性で長期間持続する。
- 結節性痒疹はブヨなどの虫刺後の反応としてみられることもある。また，アトピー素因も指摘されている。

症例 15 体幹を中心に痒みの強い紅色丘疹が出現

数カ月前より，体幹を中心に痒みの強い紅色丘疹が出現するようになった。近医でステロイド外用剤と抗ヒスタミン薬の内服にて治療されていたが，皮疹が繰り返し再燃するため受診した。(56歳，男性)

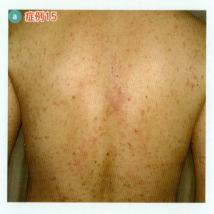

ⓐ (症例15) **多形慢性痒疹**：体幹を中心に痒みが強く，浮腫性の紅色丘疹が多発している。

> **症例 16** 皮疹が隆起して疣状の結節を呈する

　1年ほど前より，体幹や四肢に痒みのある皮疹がみられ，掻破を繰り返していた。次第に皮疹は隆起性となり，疣状の結節を呈してきた。(45歳，男性)

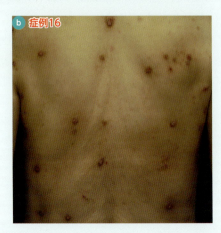

ⓑ （症例16）**結節性痒疹**：体幹を中心に痒みが強く，隆起性の疣状結節が多発している。

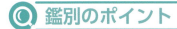

鑑別のポイント

▶ **多形慢性痒疹**
1) 痒みのある丘疹であり湿疹との鑑別を要するが，本症では浮腫性の紅色丘疹が孤立性に多発してみられ，慢性に経過する。
2) 丘疹は湿疹反応でみられる漿液性丘疹ではない。

▶ **結節性痒疹**
1) 強い痒みを伴う硬い疣状の褐色調の結節が多発，散在してみられる。

類似した疾患

▶ 多形慢性痒疹

c 自家感作性湿疹
皮疹は漿液性丘疹であり，びらんや湿潤，鱗屑，痂皮などの湿疹性変化を伴う。

d 虫さされ（212ページ参照）
夏季に好発する。刺し口あり。

e 疥癬（135ページ参照）
体幹に加え，手や腋窩，外陰部などに皮疹を認める。家族や老人施設における同症の患者の有無や皮疹より虫体・虫卵を検出することで確認できる。

f アトピー性皮膚炎（46ページ参照）
幼少期～青年期に好発する。皮疹は顔面にも好発する湿疹病変である。アトピー素因や血清IgE値が上昇する。

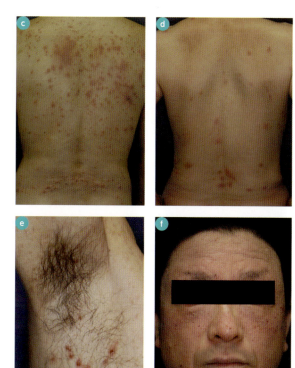

▶ 結節性痒疹

g 扁平苔癬
四肢に好発する紫紅色調の扁平な結節。Wickham線条。

h 結節性類天疱瘡
水疱あり。血清抗BP180抗体の検出。生検組織の蛍光抗体法で基底膜部にIgGや補体成分C3が沈着する[1]。

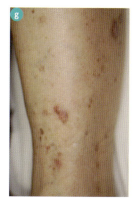
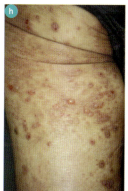

治療方針

　痒疹は強い痒みを伴い，睡眠障害など，患者のQOLを強く損なう疾患である。しかも慢性に経過し，しばしば治療にてこずる難治な疾患である。そのため，しっかりとした治療戦略が必要となる[2]。さらに，治療に抵抗性の痒疹では，内臓悪性腫瘍などに関連している可能性もあり，全身検索が必要でもある。

　痒疹治療の第一選択は，ステロイド外用剤と抗ヒスタミン薬または抗アレルギー薬の内服である。しかしながら，そのような治療で効果不十分な場合も少なくない。そこで第二選択として，①紫外線療法，また結節性痒疹の外用剤では②タクロリムス，③活性型ビタミンD_3，④ステロイドの局注，あるいは⑤凍結療法なども併用する。これらの局所療法にもなお抵抗する症例では，ステロイド少量内服やシクロスポリンなどの免疫抑制薬の内服療法を選択することもある。

くすりはこう使う！

1. 外用剤の使い方

　多形慢性痒疹，結節性痒疹ともに，まずはステロイド外用剤を用いる。

▶ ステロイド
- ベリーストロング以上のステロイド外用剤を使用することが多い。
- 結節性痒疹のような難治な疾患では単純塗布では改善傾向が乏しくdressingの併用や閉鎖密封（ODT）療法，ステロイド含有テープ剤を用いることもある。

▶ その他
- 結節性痒疹ではタクロリムスや活性型ビタミンD_3，あるいはカプサイシンの外用剤が有効であった報告例も散見される。

> **処方例**
> ①アンベベート軟膏0.05%　　1日2回　朝，夕　塗布
> 　（一般名：ベタメタゾン酪酸エステルプロピオン酸エステル）………**多形慢性痒疹**
> ②マイザー軟膏0.05%　　1日2回　朝，夕　塗布
> 　（一般名：ジフルプレドナート）………………………………**多形慢性痒疹，結節性痒疹**

③デルモベート軟膏0.05%　　　　　　1日2回　朝，夕　塗布
　（一般名：クロベタゾールプロピオン酸エステル）……**多形慢性痒疹，結節性痒疹**
④ドレニゾンテープ$4\mu g/cm^2$　　　　1日1回　夕　貼付
　（一般名：フルドロキシコルチド）…………………………………………**結節性痒疹**

> **Point !**　患者は中高年が多く，また強力なステロイド外用剤が使用されるため，長期連用による皮膚萎縮などの副作用に注意する。

2. 内服薬の使い方

▶ 抗ヒスタミン薬，抗アレルギー薬
- 痒みを軽減する目的で使用する。

▶ ステロイド，免疫抑制薬
- 治療抵抗例で使用することがある。

処方例

①アレロック錠5　　　　　　　　　　1回1錠　1日2回　朝，夕　食後　14日分
　（一般名：オロパタジン塩酸塩）
②ザイザル錠5mg　　　　　　　　　　1回1錠　1日1回　就寝前　14日分
　（一般名：レボセチリジン塩酸塩）
③ビラノア錠20mg　　　　　　　　　 1回1錠　1日1回　就寝前　14日分
　（一般名：ビラスチン）
④リンデロン錠0.5mg　　　　　　　　1回1錠　1日2回　朝，夕　食後　14日分
　（一般名：ベタメタゾン）
⑤ネオーラル50mgカプセル（3mg/kg/日）　1日2回　朝，夕　食後　14日分
　（一般名：シクロスポリン）

> **Point !**　抗ヒスタミン薬，抗アレルギー薬は中高年の患者も多いことから，抗コリン作用の少ない第2世代抗ヒスタミン薬，抗アレルギー薬を使用する。ステロイドの内服や免疫抑制薬であるネオーラルは全身性の副作用があり，長期にならないよう注意する。ステロイドの内服では血糖値上昇や骨粗鬆症など，シクロスポリンでは血圧上昇や腎機能障害などの副作用に注意する。

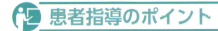 **患者指導のポイント**

1) 痒疹は慢性に経過する疾患であり，根気よく治療する必要があることをよく説明する。
2) 入浴ではタオルなどで，強く擦らない。熱い風呂は避ける。
3) 中高年では肌の乾燥もあり，瘙痒の悪化因子になるため，保湿も心がける。
4) 搔破により皮疹はさらに増悪するため，四肢では包帯による保護も試みる。

症例 15 へのアプローチ

1) マイザー軟膏0.05%　　　　　　1日2回　朝，夕　塗布
   （一般名：ジフルプレドナート）
2) ザイザル錠5mg　　　　　　　　1回1錠　1日1回　就寝前　14日分
   （一般名：レボセチリジン塩酸塩）
3) 紫外線療法（ナローバンドUVB）　週1回

症例 16 へのアプローチ

1) デルモベート軟膏0.05%　　1日2回　朝，夕　塗布
   （一般名：クロベタゾールプロピオン酸エステル）
2) ネオーラル50mgカプセル　1回2錠　1日2回　朝，夕 食後　（保険適用外）
   （一般名：シクロスポリン）

処方コメント

症例 15

前医で，ステロイド外用剤と抗ヒスタミン薬の内服で治療されていたが，十分な効果が得られず，紫外線療法を併用することにより，皮疹は改善してきた。

症例 16

前医でベリーストロングのステロイド外用剤と抗ヒスタミン薬の内服で治療を行っていたが，ほとんど効果がなく，夜間の睡眠も妨げられていた。ネオーラル投与後，皮疹は改善した。

治療効果のみかた

1. 治療効果の確認

多形慢性痒疹
- 丘疹が消退あるいは色素沈着化すれば外用の回数を漸減し，いったんは治療を休止する。

結節性痒疹
- 皮疹が平坦化すれば，外用の回数を減らす，あるいは間隔をあける。

2. こんなときは専門医へつなぎましょう
- 治療を続けても，治療効果が乏しい，あるいは増悪傾向が強い場合。
- ステロイド外用剤の副作用（皮膚萎縮や紫斑）がみられる。

コラム

痒疹の定義について

　冒頭に，痒疹とは痒みの強い孤立性の丘疹，すなわち痒疹丘疹を特徴とする疾患であると定義しましたが，じつは痒疹の明確な定義に関しては，なお議論の余地があるというのが正確なところです。皮膚科の教科書をみれば，疹様の名を冠した疾患はいくつかありますが，それぞれの疾患の個疹の形態や病態は必ずしも同一の概念の皮疹を指しているわけではありません。ここでは，日本皮膚科学会の慢性痒疹診療ガイドライン[3]に基づいて，現時点で慢性痒疹として分類されている多形慢性痒疹と結節性痒疹を取り上げ，その治療について記載しました。

文　献

1) Teraki Y, et al：Pemphigoid nodularis associated with psoriatic erythroderma：successful treatment with suplatast tosilate. Br J Dermatol, 158：424-426, 2008
2) 寺木祐一：痒疹；病型分類と治療戦略. 皮膚科の臨床, 52：1780-1783, 2010
3) 佐藤貴浩, 他：慢性痒疹診療ガイドライン. 日本皮膚科学会雑誌, 122：1-16, 2012

15 伝染性膿痂疹（とびひ）

- 黄色ブドウ球菌やA群β溶血性レンサ球菌による表在性の皮膚細菌感染症である。
- 水疱性膿痂疹と非水疱性（痂皮性）膿痂疹に分類される。
- 水疱性膿痂疹は，外部から直接表皮に感染した黄色ブドウ球菌が産生する表皮剥脱毒素（exfoliative toxin；ET）によって発症し[1]，ETが特異的にデスモグレイン1を切断するため，角層直下の浅いレベルで水疱やびらんを形成する。
- 痂皮性膿痂疹はA群β溶血性レンサ球菌が原因とされてきたが，近年は黄色ブドウ球菌の感染も増えている。膿疱から速やかに痂皮を形成し，発熱や咽頭痛などの全身症状を伴う例が多い。

症例 17 右胸に約2mmの小水疱が出現し，徐々に増大

　これまでアトピー性皮膚炎を含め既往のない児であったが，右胸に約2mmの小水疱が出現し，徐々に増大した。その水疱が潰れた後，周囲に別の水疱が次々と出現してびらんが巨大になっていった。4日後には大腿にも水疱が出現したため近医を受診した。処方されたフロモックス®とザジテン®を内服し，リンデロン-VG®軟膏を1日2回塗布していたが，さらにびらんは拡大して，最初の皮疹が出現してから1週間後に当院を受診した。両親からの聴取で，患部を洗うのが怖く，ガーゼで覆ったままにしていることがわかった。（1歳11カ月，女児）

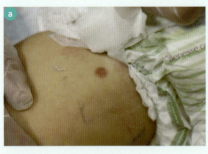 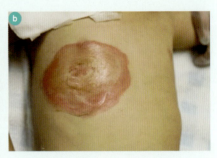

ⓐ 右大腿：1箇所，類円形で1cmほどのごく浅いびらんを認める。
ⓑ 右胸部：約10×8cm，類円形の浅いびらんが広がり，水疱蓋が一部付着している。その他の部位に水疱やびらん，潮紅はなく全身症状もない。

症例 17 へのアプローチは ➡ 132ページ参照

鑑別のポイント

1. 水疱性膿痂疹

1) びらんの大きさは大小さまざまであり，角層直下で生じる浅いびらんが特徴的である。
2) 顔面，特に鼻周囲や四肢などの露出部に水疱やびらんを認めることが多い。しかし，皮疹はどの部位にも生じうる。

2. 痂皮性膿痂疹

c 膿疱の出現後，厚い痂皮を生じる特徴がある。リンパ節腫脹や発熱などの全身症状を認める。

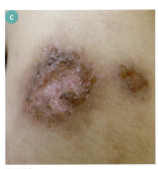

右下腿

類似した疾患

d **カポジ水痘様発疹症**
個疹は小さく，びらんのレベルが深い。

e **アトピー性皮膚炎などの湿疹**（46ページ参照）
皮疹は湿疹反応の所見で，びらんは搔破行動により生じる。

f **疥癬**（135ページ参照）
水疱が生じても，容易にびらんにはならない。水疱の他，紅斑や丘疹が主体となり，瘙痒が強い。

g **皮膚肥満細胞症**
水疱の周囲に淡紅褐色斑や色素沈着，あるいはpeau d'orange（オレンジの皮様）とよばれる皮表の変化がみられる。

h **ブドウ球菌性熱傷様皮膚症候群**
初期には眼囲や口囲の他，頸部や腋窩，鼠径部といった間擦部に潮紅を生じたのち，水疱が出現して広範囲にびらんが広がる。血流を介して全身の皮膚にETが達する。

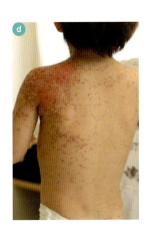

❶ 落葉状天疱瘡

個疹は伝染性膿痂疹と同様であるが，細菌による一過性の症状ではなく，自己抗体による皮疹である。

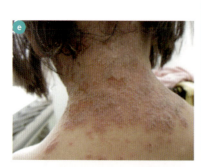
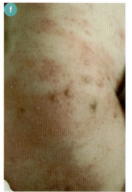
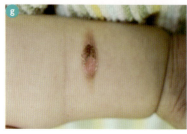
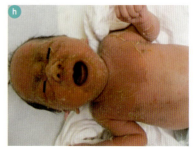

🔍 治療方針

- 初診時に細菌培養検査を行う。
- 石鹸で患部を十分に洗い，シャワーでよく洗い流す（1日2回以上が望ましい[2]）。
- 患部に消毒剤は用いない。
- 抗菌薬に関しては，起炎菌に感受性のある内服が治療の基本となる。

💊 くすりはこう使う！

伝染性膿痂疹の治療は，臨床的な皮膚所見に基づいて行う[3]。治療をしなければ皮疹が拡大したり，数週間も皮疹が遷延したりするため，何らかの投薬は必要となる。以下に処方例を記載する[4]。

1. 内服薬の使い方

> **処方例**
>
> ［水疱性膿痂疹］①あるいは②を選択する。
> ①セフゾン細粒小児用10%（9〜18mg/kg）　　　　分3　内服
> 　（一般名：セフジニル）
> ②ファロムドライシロップ小児用10%（15mg/kg）　分3　内服
> 　（一般名：ファロペネムナトリウム水和物）
>
> ［MRSAによる場合］
> ③ホスミシンドライシロップ（40〜120mg/kg）　　分3〜4　内服
> 　（一般名：ホスホマイシンカルシウム水和物）　　単独あるいはβラクタム系抗
> 　　　　　　　　　　　　　　　　　　　　　　　　菌薬と併用して内服
>
> ［痂皮性膿痂疹］④あるいは⑤を選択する。
> ④ユナシン細粒小児用10%（15〜30mg/kg）　　　　分3　内服
> 　（一般名：スルタミシリントシル酸塩水和物）
> ⑤クラバモックス小児用配合ドライシロップ（96.4mg/kg）　2回に分けて12時
> 　（一般名：アモキシシリン水和物・クラブラン酸カリウム）　間毎（食直前）

Point ! 広範囲に存在する伝染性膿痂疹やアトピー性皮膚炎などに合併した伝染性膿痂疹では，経口抗菌薬の投与が必要である。特定の抗菌薬ばかり用いると耐性菌が出現しやすいため，異なる系統の抗菌薬を順次使用するサイクリング療法が望ましい[5),6)]。搔破による皮疹の拡大を防ぐため，抗ヒスタミン薬の内服を追加することも有用である[7)]。アトピー性皮膚炎などの湿疹を伴う患者では，必ず処方しておく。

2. 外用剤の使い方

抗菌薬を外用で用いることについては後述のとおり注意が必要であり，基本的に抗菌薬の内服のほうがより早く症状を軽快させ，失敗が少ない[3)]。

> **処方例**
>
> ①アクアチム軟膏1%　　1日1〜2回　患部　塗布
> 　（一般名：ナジフロキサシン）

15．伝染性膿痂疹（とびひ）

> **Point!** 抗菌薬の外用は，アトピー性皮膚炎などの湿疹病変を悪化させる[8]。抗菌活性が高いナジフロキサシンやフシジン酸，またMRSAにはムピロシンが有効とされるが，ムピロシンは伝染性膿痂疹には保険適用がない。ナジフロキサシンはフシジン酸より耐性菌の誘導が少なく，市中感染型MRSAに有効であるとされるが[8]，乱用すれば耐性菌が出現する可能性はある。また，ステロイド外用剤を単剤で用いるという意見もある[5,6]。

患者指導のポイント

1) 洗うことを怖がったり，躊躇したりする患者がいるため，必ず具体的に患部の洗い方を説明する（びらんの部分にも石鹸の泡をつけて手で洗い，その後シャワーを直接かけてよく流す。びらん面で石鹸がしみる場合は，始めに微温湯で洗ってから石鹸の泡をつける[2]，など具体的に説明する）。
2) 鼻腔や指などには黄色ブドウ球菌が高率に常在するため，鼻腔を触ることは避けて，爪を切り，手洗いを励行する[6]。

症例 17 へのアプローチ

抗菌薬内服を継続のうえで，リンデロン-VG®軟膏の外用を中止。
外用は1) プロペト　適宜　外用　全身　に変更。
　　　（一般名：白色ワセリン）

処方コメント

　近医で処方されていたフロモックス®を飲みきるまで継続し，患部へのリンデロン-VG®軟膏の外用を中止して，石鹸シャワー浴を励行していただいた。季節は2月であり，全体的に軽微な皮膚の乾燥もみられたため，洗浄後は患部を含め全身にスキンケアとしてごく薄くプロペトのみを塗布していただいた。細菌培養検査ではMSSAが検出され，上述の対応で皮疹は治癒した。
　伝染性膿痂疹の治療は，「洗う」ことが重要である。適正な抗菌薬を内服していても，洗浄しないでいると 症例 17 のように巨大なびらんを形成する。プロペトは微量ずつ手に取り，ごく薄くのばしながら塗布するようにすれば，べとつく使用感はまったくなく，スキンケアとしても，また伝染性膿痂疹であっても問題なく使用できる。

治療効果のみかた

1. 治療効果の確認
- 初診から2, 3日後に再診日を設定する。
- 皮疹を確認し、治療が奏効しているか判断する。
- 湿疹を合併している場合は、伝染性膿痂疹の所見が消失した後も、湿疹が軽快するまで定期的に通院を続ける。

アトピー性皮膚炎患児に合併した水疱性膿痂疹の所見

初診時
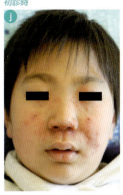

初診から1週間後
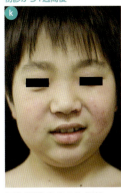
伝染性膿痂疹のみ軽快

初診から1カ月後
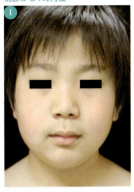
残存する湿疹病変を治療

2. こんなときは専門医へつなぎましょう
- 治療に難渋する。
- 鑑別が困難である。
- 過去に伝染性膿痂疹を繰り返している患者で、現在もまだアトピー性皮膚炎など湿疹の症状が続いている。

> **コラム**
>
> ## 伝染性膿痂疹における治療方針の選択
>
> 　伝染性膿痂疹の発症には1cm^{2}あたり10^{7}cfu以上の菌が必要になるともいわれ,治療には抗菌薬を内服するだけでなく,皮表にある菌を洗い流すことが非常に大切です.治療に用いる薬剤についてさまざまな意見はありますが,前述の「十分な洗浄」と「感受性のある抗菌薬の内服」の双方が満たされていることは必須と思われます.そのうえで,外用剤については,皮疹に合わせて種々の選択肢があってよいのかもしれません.外用剤は筆者の場合,除去しにくい亜鉛華軟膏は用いず,ゲンタマイシン硫酸塩軟膏など耐性菌の多い抗菌薬の外用も使用しません.一方,患児には何らかの湿疹を併発している場合や,皮膚が乾燥傾向にある場合が多いため,スキンケアを兼ねてごく薄く白色ワセリンを外用し,皮疹によってはステロイド外用剤(単剤)も用いるという方針にしております.
>
> 　初回投与からどのような伝染性膿痂疹に対してもバンコマイシン塩酸塩の点滴静注で対応されている事例をみかけますが,抗菌薬の選択としては過剰な治療方針と思われます.患児が頻回の採血を余儀なくされ,貧血に陥るデメリットもあります.当然のことながら,小児では腎機能の未熟さや聴力への影響なども考慮して,乱用は避けるべきと考えられています.

文　献

1) Amagai M, et al：Toxin in bullous impetigo and staphylococcal scalded-skin syndrome targets desmoglein 1. Nat Med, 6：1275-1277, 2000
2) 五十嵐敦之：外用療法をどう考えるか．日本小児皮膚科学会雑誌, 27：167-171, 2008
3) Paller AS, et al：Hurwitz Clinical Pediatric Dermatology 5th Edition. Elsevier：pp334-336, 2015
4) 山崎修：【皮膚疾患ペディア】感染症　伝染性膿痂疹．日本医師会雑誌, 145：S109-110, 2016
5) 多田譲治：アレルギー相談室Q&A；皮膚科　MRSAによる伝染性膿痂疹にはどのような対処が必要でしょうか？アレルギーの臨床, 26：495, 2006
6) 池田政身：日常診療でみる皮膚感染症の診断と治療　日常診療でしばしば遭遇する皮膚感染症　伝染性膿痂疹．日本医師会雑誌, 141：NH15-18, 2012
7) 坪井良治：すぐに役立つ外来皮膚病診療のコツ．Derma, 101：138-142, 2005
8) 日本化学療法学会・一般社団法人日本感染症学会・編：MRSA感染症の治療ガイドライン；2017年改訂版「MRSA感染症の治療ガイドライン2017年改訂版」公表にあたって．感染症学雑誌, 91：273-375, 2017

16 疥癬

- 成虫で0.4mmの疥癬虫（ヒゼンダニ）が皮膚の角質層に寄生し，生活の場とする感染症である。
- 疥癬虫は皮膚を横方向に進む生活をするため，疥癬トンネルといわれる特徴的な蛇行性の線状の皮疹を形成する。その途中には卵や殻が，一端には成虫が存在する。
- 強い瘙痒がある。アレルギー反応の関与もあるので，虫体がいない部分でも瘙痒の訴えがあってよい。
- 接触性の感染が中心であり，生活をともにする人にも感染していることが多い。
- 疥癬虫の活動性が強いとされる夜明け前や明け方の瘙痒を訴える。
- ガイドラインでは臨床が通常疥癬と角化型疥癬に大別されているが[1)]，実際はその中間型の要素のある症例もあり[2),3)]厳密な境界は不明瞭である。本稿では，主に通常疥癬を中心に記載する。

症例18 ステロイド補充療法中に皮疹が増悪

　10年前から満月様顔貌，無月経あり。4年前に脳出血を発症し，右片麻痺を生じて寝たきりとなった。1年前から療養病院に入院していたが浮腫の増悪を認め，精査目的で当院に転院し，左副腎腫瘍によるクッシング症候群が判明した。左副腎腫瘍摘出術を施行後，ステロイド補充療法中にもともとの体の皮疹が増悪し皮膚科に依頼があった。（50歳，女性）

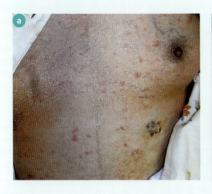 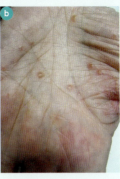

ⓐ 体幹：全体に淡い紅斑と鱗屑。散見する紅色丘疹は一部（右下腹）が線状を呈している。
ⓑ 手掌：水疱が散見する。

症例18 へのアプローチは ➡ 138ページ参照

鑑別のポイント

1) 頭や顔を避けた強い瘙痒の訴えや，湿疹の治療を行っても効果がない症例をみたとき，本症を疑うことが重要である．頭・顔に皮疹を生じない（疥癬虫がいない）．また，湿疹の治療，特にステロイドの内服薬や外用剤に抵抗性である．
2) 周囲に同様の人がいないか，ショートステイや入院などの集団での生活歴がないかなど，感染機会の有無を問診し，患者の生活状況を把握することで診断に結びつくことも多い．
3) 全身を詳細に観察し，鏡検で卵ないし虫体を確認する．
4) ダーモスコピーも有用である（白い体に黒褐色の顎体部〜前脚部の像として成虫が確認できる）．
5) 強い湿疹反応を生じるため好酸球数上昇やIgE値上昇などの傾向もあるが，基本的に血液検査は診断には結びつかない．

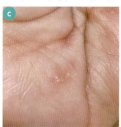 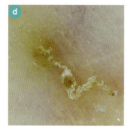 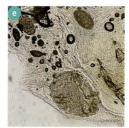

c 典型的な疥癬トンネルの臨床像　**d** ダーモスコピー像　**e** 鏡検像．卵と成虫

類似した疾患

通常型疥癬はアトピー性皮膚炎，皮脂欠乏性湿疹，蚤や南京虫などの虫刺症，異汗性湿疹などが鑑別となる．角化型疥癬は紅皮症を呈することがあり，尋常性乾癬や皮膚リンパ腫などが鑑別の対象になる．

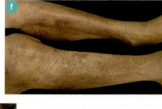

f **皮脂欠乏性湿疹**（58ページ参照）
　乾燥性での角質の亀裂も線状を呈することがある．

g **虫さされ**（212ページ参照）
　南京虫に刺されたところは瘙痒性丘疹だが，トンネル形成はない．

h **皮膚リンパ腫**
　紅皮症化した菌状息肉症．掻爬痕は線状で時に疥癬トンネルと似る．

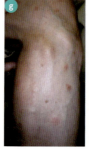 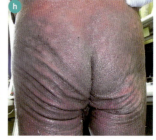

治療方針

本症を見逃さないことが何より重要で，診断がつき適切な治療ができさえすれば，最終的には治癒が望める。診断後，まずはイベルメクチンの内服ないし，フェノトリンローションによる外用療法を中心に加療を開始し，治療効果を観察して効果不十分な場合には追加治療を検討する。

くすりはこう使う！

1. 内服薬の使い方

▶ **駆虫薬**

内服による治療のほうがまんべんなく薬剤が全身に届くという意味では，外用より確実であり，治療の柱となる。嚥下機能の低下や重度な臓器障害などにより服薬できない場合は外用剤を選択する。

処方例

① ストロメクトール錠3mg　　1回4錠　朝 食前を週1回　計2回
　（一般名：イベルメクチン）

Point！ 投与期間中の授乳は中止する。体重で投与量が異なることに注意する。

2. 外用剤の使い方

①フェノトリンローション，②クロタミトンクリーム，③ペルメトリンクリームなどの外用剤による疥癬治療は，疥癬虫の生活環（卵の孵化3〜5日，生活環10〜14日）の理解があわせて重要となる。

処方例

① スミスリンローション5%　　1日1回（1週間あけて計2回以上）　患部　塗布
　（一般名：フェノトリン）　　塗布後12時間以上したらシャワーや入浴で洗浄除去

保険適用外

② オイラックスクリーム10%　1日1回　患部　塗布　20g
　（一般名：クロタミトン）

③ ペルメトリンクリーム　　　1日1回（1週間隔で2回）　患部　塗布

16. 疥癬　137

> **Point!** フェノトリンは妊婦・小児への使用は禁忌ではないが,安全性は確立されていない。また授乳婦への使用に際して,授乳は避ける。クロタミトンは保険適用外。ペルメトリンは生後2カ月以上であれば小児でも妊婦でも使用可能であり,海外の使用での安全性は高い。ただし,わが国では保険適用はなく,個人輸入となり使用は自己責任である。

患者指導のポイント

1) 外用剤は塗り残し部位がないようにする。特に関節屈側やしわの部分にも塗ること。
2) 鱗屑や肥厚した爪に潜むことがあり,爪切りや入浴で付着した鱗屑を除去するように心がけると治療効果が上がる。
3) 周囲に発症している人がいれば,その人にも同時に治療すること。
4) 伝染性について必要以上に過敏にならないこと。重症でなければ隔離は必須ではない。
5) 疥癬虫は乾燥や熱に弱いので,洗濯物は熱湯をかけてから洗濯機に入れる。また,乾燥機を使用すると洗濯物からは確実に駆除できる。

症例 18 へのアプローチ

1) ストロメクトール錠3mg　　1回4錠　朝 食前を週1回　計2回
   （一般名:イベルメクチン）
2) オイラックスクリーム10%　　1日1回　首から下全体（入浴日は入浴後）　20g
   （一般名:クロタミトン）
3) アレグラ錠60mg　　1回1錠　朝,夕 食後　1日2回
   （一般名:フェキソフェナジン塩酸塩）

処方コメント

　イベルメクチンを中心とし,クロタミトンを併用した一般的なプランである。本症は瘙痒も強く,対症療法として無難な抗アレルギー薬の内服を併用することが多い。なお,クロタミトンは比較的感作性が高い成分であり,接触性皮膚炎の発症には注意する。

[外用剤が中心となる場合]

1) スミスリンローション5%　　1日1回　首から下全体　塗布　30g
   （一般名:フェノトリン）　　塗布後12時間以上したらシャワーや入浴で洗浄除去を1週間あけて計2回以上
2) オイラックスクリーム10%　　1日1回　首から下全体（入浴日は入浴後）　20g
   （一般名:クロタミトン）

> 👆 **処方コメント**
>
> フェノトリンローションを中心にしたプランであるが，しっかり外用剤の塗布ができていれば効果が十分に期待できる。ただし，しわの部分なども忘れないように丁寧な外用を心がける。塗り残しがあれば内服薬よりも駆除を失敗するリスクが高まる。

治療効果のみかた

1. 治療効果の確認

　本症は治療をいつまで行うかの判定は難しい。それは，疥癬虫が除去できていても湿疹反応が遷延することが多く，逆にまだ駆除できていないにもかかわらず，鏡検で見つけられない場合もある。また，治療効果は症例によって差があり，標準的な処方で効果が不十分なとき，適宜治療の追加を検討する必要がある。

▶ 筆者は以下のごとく診療している。

①1回の鏡検陰性では治癒と判定せず，2回連続での陰性確認を治療終了の原則とする。
②治療終了後も再燃しないかの確認のために診察機会をできれば設ける。
③湿疹反応が遷延することがあるが，ステロイド外用剤はすぐには再開しない。

2. こんなときは専門医へつなぎましょう。

- 通常のステロイド外用剤でむしろ増悪するような瘙痒症は本症を疑う。
- ダーモスコピーや鏡検での疥癬虫の確認ができない場合は，速やかに専門医へ。確認ができていないのに疥癬の治療を開始するのは，中途半端に治療が効いたときに疥癬虫の発見が遅れ，混乱するのでやめるべきである。

> **コラム**
>
> ## 疥癬治療を無難にやり遂げるために
>
> 　疥癬治療は虫が原因であり，細菌やウイルスではない分，「お決まりの治療をしておけば大丈夫」と定型的なことをやるのみでは，必ずしも治るとは限りません。外用剤の塗り残しや内服薬の移行が悪いなど，虫が体の一部に残ってしまうと再燃する可能性があります。実際，イベルメクチンを2回投与後も9.8％の患者が治りきっていないというデータもあります[4]。とはいえ，延々と治療を継続する必要はありませんので，「最低限の治療は行ったが，まだ不十分かもしれないので，観察をしておこう」という慎重な姿勢が重要です。
>
> 　本症の治療は保険と密接に絡むことも注意しましょう。クロタミトンは疥癬では保険適用外ですし（現在審査上認められることも多い），大量に出すことになるので詳記が必要な場合もあります。また，イベルメクチンやフェノトリンは，疥癬虫の生活環を考え（卵として残ったものを再度駆除する），1週空けて2回使用するのが一般的になりつつあります。重症例で行いたくなるイベルメクチンとフェノトリンの併用療法については，「重篤な有害事象の報告はない」とガイドライン[1]も比較的寛容で，本症の治療には工夫の余地があります。ですが，それらを保険審査が許すか許さないかは地域ごとに異なっているようなので，マイナールールを確認して加療を行いましょう。

文　献
1) 石井則久，他：疥癬診療ガイドライン 第3版．日皮会誌，125：2023-2048, 2015
2) 石黒和守：老人施設型疥癬．臨皮，72（増）：162-164, 2018
3) 齋藤京：耳に限局した角化型疥癬．日臨皮医誌，29：836-837, 2012
4) 定平知江子，他：疥癬に対するイベルメクチン内服療法の臨床的検討．日皮会誌，119：1845-1850, 2009

17 薬疹

- 薬剤に対する過剰な免疫応答により皮疹が生じた状態である。
- 病型はさまざまであり，重症型にはスティーヴンス・ジョンソン症候群（Stevens-Johnson syndrome；SJS）や中毒性表皮壊死症（toxic epidermal necrolysis；TEN），薬剤性過敏症症候群（drug-induced hypersensitivity syndrome；DIHS）などが含まれる。
- 日常診療で最も多く認める病型は播種状紅斑丘疹型である。
- 発熱や粘膜疹，水疱を伴う症例は，多形紅斑やSJSの鑑別が必要であり注意を要する。
- 薬剤を服用してから数日，もしくは1～2週程度で発症することが多く，数カ月後に発症するケースもあるため被疑薬を抽出する際には過去の服薬状況についても参考にする。
- 原因薬剤の同定は容易ではなく，病歴や薬剤リンパ球刺激試験，パッチテストの結果を参考に被疑薬から推定する。

症例19 抗菌薬の予防的投与で発熱と発疹が出現

約3週前より視神経脊髄炎に対するステロイド内服に関連して，バクタの予防的投与などが開始され，受診前日より38℃の発熱と発疹が出現。被疑薬を中止するも発疹が拡大。粘膜疹なし。（48歳，男性）

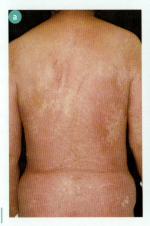
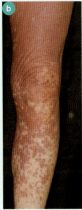

ⓐ 背部ほぼ全域に紅斑を認める。
ⓑ 腿はほぼ全域に紅斑を認め，下腿には小豆大～爪甲大の浮腫性紅斑が多発癒合している。

症例19 へのアプローチは ➡ 144ページ参照

鑑別のポイント

1) 薬疹においては薬剤使用歴が必ず存在する。
2) 麻疹，風疹，伝染性単核球症などの急性ウイルス性発疹症との鑑別が必要である。熱型や既往歴，抗体価などが鑑別に有用であるが，皮疹のみで鑑別を行うのは容易ではなく，常に両者は互いの鑑別疾患に含まれる。
3) 重症薬疹との鑑別は患者予後に直結するため重要である。SJS，TENとの鑑別では，発熱や粘膜疹，びらん・水疱形成などの臨床症状の有無がポイントとなる。これらの症状を一つでも認める場合には，密なフォローアップが必要であり，場合によっては入院のうえ，経過をみていく必要がある。
4) SJS，TENに進展する可能性のある多形紅斑型では，target lesionを認め，同心円状，ドーナツ状の発疹を認める。発熱や肝機能障害を併発することも少なくない。
5) DIHSは，カルバマゼピンやラモトリギン，アロプリノール，サルファ剤など限られた薬剤で誘発される薬剤アレルギーであり，使用していた薬剤の種類は鑑別の参考になる。DIHSは診断基準に基づいて診断を行う症候群であり，個疹の性状から診断する疾患ではないが，典型的なケースでは顔面の浮腫と眼囲をさける紅斑，口囲の膿疱や落屑を混じる紅斑などを認めることがあり参考になる。

類似した疾患

薬疹には播種状紅斑丘疹型以外にも紫斑型や乾癬型，湿疹型など，さまざまな病型が起こりうる。そのため，あらゆる炎症性皮膚疾患が薬剤性に生じる可能性があり，常に薬疹は鑑別疾患にあがる。

ウイルス性発疹症（風疹）

受診時に風疹IgMの上昇を確認。癒合傾向の乏しい紅斑が体幹に多発している。

①発疹のみから臨床的に鑑別を行うことは容易ではない。
②薬剤服用歴がないケースでは薬疹を除外できる。
③麻疹，風疹では年齢と既往歴，熱型や発疹が出現したタイミングや口腔内粘膜疹などから疑い，最終的には血清学的にウイルス感染を証明することで診断できる。

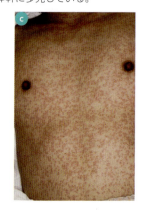

治療方針

　薬疹治療の大原則は原因薬剤の中止である．播種状紅斑丘疹型や多形紅斑型の多くのケースでは薬剤を中止するのみで軽快することが多い．薬物療法は原因薬剤の中止を行ったうえでの検討が必要であり，原因薬剤の中止がなされなければ改善は見込めない．

　しかし，薬疹が疑われた場合であっても，原病の治療に被疑薬の使用が必要であり中止が困難な場合は，薬疹の病型によっては慎重に経過を観察することもありうる．ただしSJS，TEN，DIHSは経過中に致死的になりうる重症薬疹であるため，被疑薬の継続を容認することは難しい．軽症例では，皮疹に対してステロイド外用剤，瘙痒がある場合は抗アレルギー薬の内服などが薬物療法としてあがる．多形紅斑型など中等症の場合は，プレドニゾロン0.5mg/kg/日で良好な反応が得られることが多い．SJS，TENでは大量ステロイドの全身投与，ステロイドパルス療法，血漿交換，免疫グロブリン大量静注療法を組み合わせて治療を行うが，詳細はガイドラインを参照されたい．

　DIHSでは，定型的な治療法は確立されていないが，一般的に大量ステロイドの投与が必要となるケースが多い．経過中にヘルペスウイルスを含める感染症の合併を認めることが多く，自覚症状や検査値の変化に注意しながらステロイドを減量する．

くすりはこう使う！

　DIHSで合併症を併発し難治な経過をたどる症例をレトロスペクティブに観察すると，しばしば少量ステロイドの投与が先行され，症状がコントロールできないために，投与量が漸増される症例が散見される．少量ステロイドの全身投与が検討されるような軽症例では，そもそもステロイドの全身投与が不要であることが多い．安易な少量ステロイドの全身投与を避けることはDIHSに限らず薬疹の治療全般的にいえる．

患者指導のポイント

- 薬疹を起こした可能性のある薬剤を患者に伝え，安易に同じものを内服しないようにする．また，他の医療機関を受診した際には，薬剤アレルギー歴を伝えるように指導する．

> **症例 19 へのアプローチ**
> 1) アレロック錠5　　　1回1錠　1日2回　朝, 夕　7日間
>   （一般名：オロパタジン塩酸塩）
> 2) アンテベート軟膏0.05%　1日2回　患部　塗布　30g
>   （一般名：ベタメタゾン酪酸エステルプロピオン酸エステル）
>
> 🖐 **処方コメント**
> 　当初，発熱を伴っていたが，入院後解熱したため瘙痒を伴う発疹に対し，補助的にアレロック®錠の処方を行ない，アンテベート®軟膏の外用剤のみで軽快した。

治療効果のみかた

1. 治療効果の確認
- 皮疹の新生や拡大の有無をみていく。また粘膜疹や発熱などの出現の有無も治療効果の判定に利用できる。治療しているにも関わらず粘膜疹や発熱が出現した場合には効果不十分と考えるべきである。
- 皮疹の消退が臨床的に観察されれば，多くの場合でそのまま軽快し，治療は不要となる。
- DIHSの場合は，経過中に症状の寛解と再燃を繰り返すことが知られており，経過中の再燃だけで治療効果が不十分であったかどうかの判断を行うことは難しい。

2. こんなときは専門医へつなぎましょう
- 重症薬疹が疑われる，発熱がある，粘膜疹がある，びらん・水疱形成がある，リンパ節腫脹を伴うなどの場合は，すぐに専門医の診察が必要である。
- 軽症の発疹であっても，原因が特定できずに出現し続けているときには薬疹の可能性について専門医にコンサルトするとよい。

18 円形脱毛症

- 毛根への自己免疫性反応により脱毛を来す。
- 頭髪以外にも眉毛や睫毛，体毛の脱毛を来すこともある。
- 幼少期～老年期までの幅広い年齢層で発症し，一部の症例では脱毛と発毛を繰り返す。円形脱毛症の既往や家族歴が問診上必要である。
- 小型の脱毛斑を呈するものから全頭のびまん性脱毛，生え際のみの脱毛など，臨床像がバラエティーに富んでいる。
- アトピー性皮膚炎や白斑，甲状腺機能異常症などの疾患と合併することがある。

症例 20　経過観察で改善しない脱毛

　高校生のときに円形脱毛の既往あり，そのときは経過観察で治癒した。スギによる花粉症あり。転職をきっかけに生活が不規則になった。受診の1週間ほど前から後頭部の脱毛を自覚した。経過観察で改善せず，脱毛範囲が拡大したため受診した。（30歳，女性）

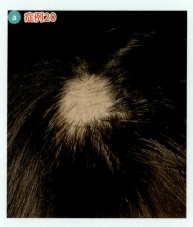
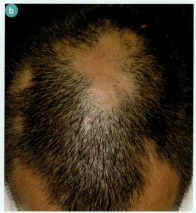

ⓐ（症例20）後頭部に斑状の脱毛がみられる。
ⓑ（別患者）斑状の脱毛が多発し，頭頂部では融合している。

症例 20 へのアプローチは ➡ 149ページ参照

鑑別のポイント

1) 急性で限局性の脱毛であり，円形脱毛症に特徴的な経過である。
2) 通常，痛みや痒みを訴えることは少ない。
3) 脱毛斑周囲の毛髪を軽く引っ張ることで毛髪が抜けることがあり（易抜毛性），診断や病勢の評価の参考となる。（牽引試験）
4) びまん性脱毛を来す円形脱毛症は，診断が難しいことがあるが，頭皮の状態（コラム⇒150ページ参照）や牽引試験が有用である。

類似した疾患

c 男性型脱毛症（androgenic alopecia；AGA）
頭頂部や前頭部に緩徐に進行する脱毛を生じる。男性に限らず，女性にも発症することがある。

d 休止期脱毛
出産や手術など強いストレスの数カ月後にびまん性に脱毛を来す。牽引試験で休止期が抜ける。

e トリコチロマニア（抜毛癖）
自分で毛を抜いてしまう，もしくは触りすぎで毛髪が折れてしまう。学童期に多いが全年齢をとおして発症しうる。抜毛行為をやめれば改善する。

f エリテマトーデス（systemic lupus erythematosus；SLE）
全身性SLEや皮膚SLEに伴い脱毛を来すことがある。SLEに伴う脱毛の場合は，発熱や関節痛などのほかの症状を来すことが多いが，皮膚限局型の場合は診断が難しく，皮膚生検による組織学的診断を必要とする。

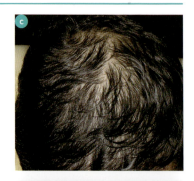
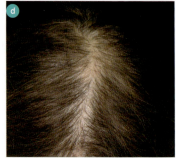
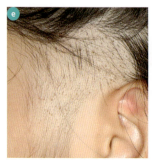
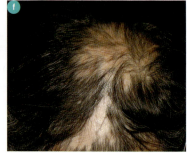

治療方針

円形脱毛症の治療に関しては，日本皮膚科学会より「円形脱毛症診療ガイドライン」が発行されている．しかしながら，万人に有効な治療法は確立されておらず，個々の患者ごとの対応を必要とする．また，保険診療で提供できる治療は限られている．

同ガイドラインでは脱毛を生じてからの期間（罹患期間）と脱毛面積に応じた治療プロトコールを示している．単発〜数個の脱毛斑のみの軽症ではステロイドの外用剤や皮膚注射，抗アレルギー薬の内服を行う．急性期でかつ脱毛面積が広範囲である場合には，ステロイドパルス療法の適応を検討する．慢性期（一般的に罹患期間6ヵ月以上）の小児や成人の円形脱毛症で，脱毛面積が広範囲な場合は局所免疫療法の適応を検討する．その他に，セファランチンやカルプロニウム塩化物などの治療法がある．

くすりはこう使う！

1. 外用剤の使い方

▶ **ステロイド**
- 強いステロイド（ベリーストロング以上）を用いる．
- 外用する際は，脱毛範囲から1cm程度外側にも塗布する．

▶ **カルプロニウム塩化物**
- 重症例に対する有効性は示されていないが，軽症例に関しては，セファランチンとの併用が有効なことがある．
- ステロイド外用剤との併用も可能である．

> **処方例**
> ① フロジン外用液5%　　　　　　　　　1日2〜3回　脱毛部とその周り　塗布
> 　（一般名：カルプロニウム塩化物）……………………………………**軽症**
> ② アンテベートローション0.05%　　　1日2回　脱毛部とその周り　塗布
> 　（一般名：ベタメタゾン酪酸エステルプロピオン酸エステル）
> ③ デルモベートスカルプローション0.05%　1日2回　脱毛部とその周り　塗布
> 　（一般名：クロベタゾールプロピオン酸エステル）……………………**重症**

Point！ ステロイド外用剤でざ瘡を生じることがある．その際には抗菌薬の外用（ダラシン®Tゲルなど）を併用し，ざ瘡部位へのステロイドの外用は避ける．

2. 内服薬の使い方

▶ 第2世代抗ヒスタミン薬（抗アレルギー薬）
- 一部の抗アレルギー薬では，有効性が報告されている。
- アトピー性皮膚炎や花粉症を合併する症例では併用を検討する。

▶ セファランチン，グリチルリチン
- 古くから使用されており，安全性が高い。内服のみで有効であった報告は少ないため，他の治療法と併用することが多い。

> **処方例**
> ① エバステル錠10mg　　　1回1錠　1日1回　就寝前　14日分
> 　（一般名：エバスチン）・・・・・・・・・・・・・・・・・・・・・・・・・・・・・保険適用外
> ② アレグラ錠60mg　　　　1回1錠　1日2回　朝，夕　食後　14日分
> 　（一般名：フェキソフェナジン塩酸塩）・・・・・・・・・・・・・・・・・保険適用外
> ③ セファランチン錠1mg　　1回1錠　1日2回　朝，夕　食後　14日分
> 　（一般名：セファランチン）
> ④ グリチロン配合錠　　　　1回2錠　1日3回　毎食後　14日分
> 　（グリチルリチン・グリシン・DL-メチオニン配合剤）

Point ! 抗アレルギー薬を併用する際は，非鎮静性の第2世代を用いる。また，円形脱毛症に対しては保険適用外であるので，併存疾患に注意する。

3. 局所免疫療法

　SADBE（squaric acid dibutylester）療法は，小児を含めた全年齢で症状が固定し，脱毛範囲が25％以上を占める症例の第一選択となる治療である。
- 保険外診療の治療法であり，自家製剤が基本となる。
- 副作用として，接触性皮膚炎や蕁麻疹，発熱などがあるので注意が必要。

> **処方例**
> ① SADBE 0.0001％　　1日1回（2週間に1回）　全頭部　塗布

Point ! 外用後1日は洗髪を避ける。外用後2日程度，痒みが続く濃度が至適とされている。

患者指導のポイント

1) 洗髪を含めて日常生活の制限は一切ない。
2) 脱毛を気にして洗髪が疎かになる患者が多いが,頭皮の状態を良好に保つために連日洗髪を行う。
3) ストレスは発症契機にはならないが,気にする患者は非常に多い。疾患概念や治療法についてしっかりと説明し,安心した状態で治療に臨めるよう配慮する。
4) 一度,症状が軽快しても再度脱毛を生じうることを説明する。また再発した際にも,それが通常の経過であることを説明し,過度な不安に陥らないように説明する。
5) インフルエンザや花粉症は症状増悪の契機として知られている。あらかじめそのことを伝えておくことで,症状が増悪した際の不安を軽減できる。
6) 科学的に効果が証明された育毛剤は存在しないが,患者の希望に応じて併用することがある。

症例 20 へのアプローチ

1) エバステル錠10mg　　　　　　1回1錠　1日1回　就寝前　14日分
　（一般名：エバスチン）…………………………………… 花粉症で保険適用
2) セファランチン錠1mg　　　　　1回1錠　1日2回　朝,夕 食後　14日分
　（一般名：セファランチン）
3) フロジン外用液5％　　　　1日2～3回　脱毛部とその周り　塗布　30mL
　（一般名：カルプロニウム塩化物）
4) アンテベートローション0.05％　1日2回　脱毛部とその周り　塗布　10mL
　（一般名：ベタメタゾン酪酸エステルプロピオン酸エステル）

治療効果のみかた

1. 治療効果の確認
- 多くは脱毛斑の中央付近から軟毛が生えてくる。
- ステロイド外用剤は,全体が軟毛に被われた段階で中止する。カルプロニウム塩化物の外用は毛髪量が回復するまで継続してもよい。

2. こんなときは専門医へつなぎましょう
- 脱毛範囲が25％を超える重症の円形脱毛症。
- 急速に脱毛を来している症例。
- 膠原病などの基礎疾患がある患者や他の脱毛症と鑑別が困難であるとき。

> **コラム**

トリコスコピー／ミノキシジルと円形脱毛症

1. トリコスコピー

　頭皮の状態は脱毛症の診断に非常に役に立ちます。脱毛しているという現象のほかに，トリコスコピーといわれる拡大鏡での所見が重要になります。例えば，円形脱毛症では折れた毛や先細った毛が毛孔に観察されます。AGAではまばらに細くなった毛髪が混じる所見が観察できます。これらの所見は治療効果判定にも使用できるため，皮膚科一般で使用されています。

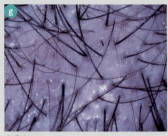

AGA

2. ミノキシジルと円形脱毛症

　前述したように円形脱毛症に有効とされる育毛剤は存在しません。AGAの治療に用いられるミノキシジルは，機序の異なる疾患に対して使用されているものの円形脱毛症にも有効であるとする報告があります。急性脱毛には効果は見込めないものの，再発毛が得られた場合には，成長期を延長する効果が期待できるため良好な発毛を助ける可能性があります。いたずらに併用するべきではありませんが，患者の希望に応じて併用を検討してもよいと思われます。

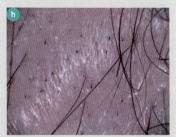

円形脱毛症

19 老人性色素斑，脂漏性角化症

- ☑ 老人性色素斑は，中年以降，主に顔面・手背や前腕などの露光部に生じる淡色〜濃褐色の色素斑である。形は類円形であることが多く，境界は比較的明瞭で，ときに軽い落屑を伴う。長期の反復する日光曝露が病因として考えられている。一部が隆起して脂漏性角化症への移行を示す。

- ☑ 脂漏性角化症は，中年以降の顔面や頭部，体幹などに多発してくる良性腫瘍である。「老人性疣贅」ともよばれ，いわゆる老化により生じる"いぼ"である。老人性色素斑から隆起してくることが多く，扁平丘疹として出現し，表面は平滑または疣状で，色調は褐色〜黒褐色までさまざまである。手掌・足底にはみられない。

- ☑ 脂漏性角化症が数カ月のうちに瘙痒を伴って急激に多発した場合，内臓悪性腫瘍（特に胃がんなどの腺がん）が存在している可能性があり，レーザー・トレラ症候群（leser-trélat syndrome）とよばれる。

症例 21 数年前からの項部の扁平隆起した皮膚腫瘍

X年5月，数年前からの項部の類円形で，茶黒色，境界明瞭な8mm大の扁平隆起する皮膚腫瘍を主訴に受診。痒みや痛みはみられなかった。加齢とともに皮膚腫瘍は緩徐に増大していた。(65歳，男性)

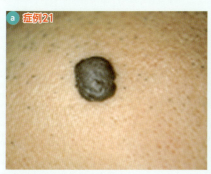 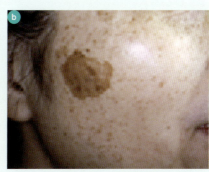

ⓐ （症例21）**脂漏性角化症**：項部に境界明瞭な8mm大の扁平隆起する皮膚腫瘍。
ⓑ **老人性色素斑**：頬に褐色の色素斑。

症例 21 へのアプローチは ➡ 154ページ参照

鑑別のポイント

1. 老人性色素斑
1) 中年以降，主に顔面・手背や前腕などの露光部に出現する。
2) 淡色〜濃褐色な色素斑で大小さまざまな大きさを呈する。
3) 境界は比較的明瞭で，表面に軽い落屑を伴う場合がある。

2. 脂漏性角化症
1) 高齢者で加齢に伴い同様の皮膚腫瘍が徐々に多発している。
2) 淡褐色〜黒褐色な色調で扁平に隆起する。
3) 形状は類円形で，辺縁は境界明瞭である。

類似した疾患

1. 老人性色素斑
c 肝斑
　30歳以降の女性に好発。境界明瞭な淡褐色斑が，顔面の前額，頬部などに左右対称性にみられる。自覚症状はみられない。

d 雀卵斑
　顔面，腕，肩などの露光部に出現する直径数mm程度の表面平滑な褐色斑。特に夏季の日光で色が濃くなる。3歳頃から出現し思春期に最も顕著となるが，以後色調は薄くなっていく。

e 日光角化症
　表皮内有棘細胞がんの一型。高齢者の顔面・手背などの露光部に好発。直径数mm〜1cm程度の境界不明瞭な紅斑性局面を形成する。

f 悪性黒子
　悪性黒子型黒色腫の表皮内病変。褐色〜黒褐色の斑としてみられ，徐々に拡大。色調は濃淡不均一で顔面に好発する。

g 後天性真皮メラノサイトーシス
　前額側面や頬骨部，眼瞼，鼻翼などに灰褐色の直径1〜3mmの小色素斑が多発し，次第に色調が濃くなる。思春期〜中年期の女性，特に日本人や中国人，韓国人に好発する。

2. 脂漏性角化症
h 母斑細胞母斑
　色調は主に褐色〜黒色で，表面は平滑〜疣状の腫瘤であり，硬毛を伴うことがある。

i ボーエン病
　表皮内有棘細胞がんの一型。高齢者に好発し，直径数cm程度の浸潤性局面を形成する。

j 基底細胞がん
　日本人では黒褐色を呈することが多く，硬い光沢のある小結節からはじまる。腫瘍やその周囲に毛細血管拡張がみられることが多い。

ⓚ 有棘細胞がん

高齢者の顔面や手背などの露光部が好発部位。日光角化症やボーエン病などの表皮内病変などから生じることが多い。

ⓛ 悪性黒色腫（218ページ参照）

小さな黒褐色斑が徐々に拡大。悪性黒色腫を疑う所見として ABCDE に留意する。〔A：asymmetry（左右非対称，不規則形），B：border irregularity（境界不明瞭，不整），C：color variegation（色調の濃淡，多彩），D：diameter enlargement（拡大傾向，直径6mm以上），E：evolution（性状の変化）〕。

ⓜ 尋常性疣贅

ヒト乳頭腫ウイルス（HPV）感染による，いわゆる"疣"。指趾や手背や足底に好発し，最初は小丘疹としてみられるが，次第に大きくなり疣状に隆起する。

治療方針

1．老人性色素斑

レーザー治療（アレキサンドライトレーザーやルビーレーザーなど），液体窒素を用いた凍結療法，美白剤の外用などを行う。

2．脂漏性角化症

良性腫瘍であり必ずしも治療を必要とする疾患ではないが，自然消退せず加齢とともに増加するため整容的観点から希望がある場合に治療の対象となる。治療としては液体窒素による凍結療法，炭酸ガスレーザー療法，外科的切除などが行われる。活性型ビタミン D_3 製剤の外用療法も有用[1]。「老人性疣贅」ともよばれるが，ウイルス性疣贅と異なり自然消退はまれである。

くすりはこう使う！

1．老人性色素斑

前述したように，レーザーや凍結療法で治療する。

2. 脂漏性角化症

1. 外用剤の使い方

▶ 活性型ビタミンD_3製剤

> **処方例**
> ① オキサロール軟膏25μg/g　　1日2回　患部　塗布
> 　（一般名：マキサカルシトール）‥‥‥‥‥‥‥‥‥‥‥‥‥‥‥‥**保険適用外**
>
> **Point！**　1日2回，単純塗布を行う。脂漏性角化症の部分のみに限局して外用を行う。活性型ビタミンD_3製剤の副作用として高Ca血症と腎機能障害があるので，外用が広範囲にわたる場合には定期的に血中Ca値および腎機能検査が望まれる。外用により刺激感や潮紅，瘙痒などが生じた場合には外用は中止する。また，発赤を伴うものや，びらんのみみられる病変には外用は行わないようにする[1]。

患者指導のポイント

- 予防と再発防止を目的として遮光を行う。

> **症例 21 へのアプローチ**
> 1） オキサロール軟膏25μg/g　　1日2回　患部のみに単純塗布　10g
> 　（一般名：マキサカルシトール）
>
> **処方コメント**
> 　オキサロール®軟膏の保険適用は尋常性乾癬，魚鱗癬群，掌蹠角化症，掌蹠膿疱症であり，脂漏性角化症に使用する場合は保険適用外となる。保険適用疾患に関しては1日の使用量は10gまでであり，脂漏性角化症に使用する場合にも過剰な外用にならないよう限局して塗布を行うように気をつける。

治療効果のみかた

1. 治療効果の確認
- 最低3カ月間は外用を継続し，3カ月の時点で評価を行う．
- 評価は，面積に高さを乗じたものを体積としたとき，この体積が80％以上減少したものを著効，40～80％減少したものを有効，40％以下のものは梢効または無効とする[1]．

2. こんなときは専門医へつなぎましょう
- 脂漏性角化症は，臨床的に診断は比較的容易であるが，ときに基底細胞がん，悪性黒色腫などとの鑑別が困難なこともあり，他の腫瘍との鑑別に迷う．
- 治療をしても再発を繰り返す．
- 急激に多発した場合にはレーザー・トレラ症候群の可能性もあり，内臓悪性腫瘍（特に胃がんなどの腺がん）の検索も望まれるため専門医へ．

コラム

脂漏性角化症への活性型ビタミンD_3製剤の使用について

　脂漏性角化症は良性腫瘍であり，必ずしも積極的に治療を行う対象となる疾患ではありません．しかし，高齢者に多くみられる老徴の一つと考えられ，顔面などの露出部にも生じ，自然消退せずに加齢とともに増加するため，美容的に可能であれば除去をしたいと考えている潜在的な方は多いと思われます．代表的な治療としては液体窒素による凍結療法や炭酸ガスレーザー療法，外科的切除がありますが，いずれも痛みを伴うため治療に躊躇している方も多いと推察されます．活性型ビタミンD_3製剤の外用療法は保険適用外ですが，疼痛なく行える治療法であり，高齢者であっても外見が若返ることによって精神的に活動的になり，QOLの改善に役立つ治療法と考えられます[1]．

文　献
1) 三橋善比古：活性型ビタミンD_3の外用による老人性疣贅の治療．CLINICAL CALCIUM, 10：141-144, 2004

20 尋常性白斑

- 後天的にメラノサイトが減少，もしくは消失し，脱色素斑（白斑）を生じる。後天性白斑の代表的疾患で人口の0.5〜1%にみられる[1]。
- 俗にいう"白なまず"。
- 白斑の分布により分節型（片側の神経支配領域に沿う）と非分節型に大別される。分類には分節型，非分節型のほかに混合型という分け方があり，さらに①汎発型，②分節型，③限局型などにも分けられる。
- 発症部位により精神的苦痛を伴い患者のQOLを著しく低下させることがある。

症例 22 胸腹部・背部の色が抜けて，範囲が徐々に拡大

　約半年前から，特に誘因なく胸腹部・背部の色が抜けてきた。範囲は徐々に拡大し，最近では顔面にも同様の皮疹を生じ，服から見える部位でもあり気になって受診した。特に自覚症状はない。（44歳，男性）

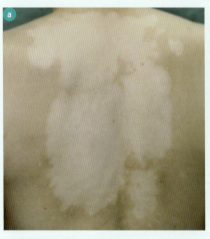 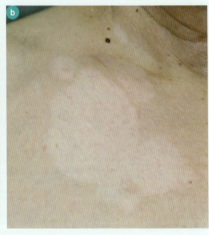

ⓐ 背部に境界明瞭な白斑を認める。
ⓑ 前胸部

症例 22 へのアプローチは ➡ 160ページ参照

鑑別のポイント

1) 境界明瞭な完全脱色素斑である。初期は不完全脱色素斑のことがある。完成すると辺縁で色素増強がみられることがある。
2) 自覚症状に乏しく，粃糠様の鱗屑などは伴わない。
3) 発症時期および分布が分節型，非分節型，非分節型の場合は汎発型かどうかなどを把握する。
4) 特に非分節型で汎発型の場合は，甲状腺疾患やまれに悪性貧血，アジソン病などを合併することがあるので問診のうえ，既往や抗核抗体，甲状腺機能を含む必要な採血検査を行う。

類似した疾患

c 脱色素性母斑
先天性。生後数カ月～数年で気づかれることが多い。不完全脱色素斑で辺縁が鋸歯状を呈することが多い。

d まだら症（限局性白皮症）
先天性。出生時～生後数カ月で発症。完全脱色素斑で，前額部菱形白斑（white forelock）が特徴。

e 結節性硬化症の葉状白斑
先天性。楕円形で一方の端が細く尖る傾向があり，木の葉様白斑とよばれる不完全脱色素斑。3個以上存在すると本症の可能性が高い。

f Vogt-小柳-原田病
白斑やぶどう膜炎，髄膜炎，難聴などを主徴とする。汎発性特に眼周囲に白斑を生じる。白毛や脱毛も生じる。眼科へコンサルトすべき疾患であり，合併症に応じて内科や耳鼻科へコンサルトも検討する。

g 老人性白斑
加齢変化による。融合しない小脱色素斑が散在する。

h 単純性粃糠疹（はたけ）
非常に細かい鱗屑を伴う不完全脱色素斑で，小児の顔面に生じやすい。

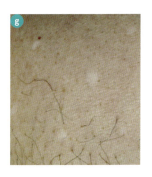

i 癜風
微細な鱗屑を擦り取り真菌直接鏡検を行い診断できる。色調により黒色癜風と白色癜風があり，後者が鑑別に該当する。抗真菌薬外用。

j 梅毒
二期疹の一つとして知られる。不完全脱色素斑。原疾患治療後も残存することがある。

k 化学物質による白斑
ロドデノール，ハイドロキノン誘導体などによる。

治療方針

外用療法としてはステロイドや活性型ビタミンD_3，タクロリムスなどがある．光線療法としては，308nmナローバンドUVBやエキシマなどを照射する．難治な場合や整容的問題が大きい場合は，非進行期に皮膚移植（吸引水疱蓋移植，ミニグラフトなど）の手術療法を考慮する．進行性の症例ではステロイドを内服するなど，免疫抑制療法を行うことがある．

くすりはこう使う！

1. 外用剤の使い方

▶ ステロイド
- 第一選択である．
- ベリーストロングもしくはストロングクラスの外用を開始する．
- 外用部位によってステロイドのランクを使い分ける．
- 基剤はクリームのほうが軟膏よりもベタつきが少なく，コンプライアンスが良い．
- 汎発型は外用剤単独では治療効果が出にくいことも多く，光線療法を積極的に考慮する．

▶ 活性化ビタミンD_3
- 朝に外用するよう指導する．
- 保険適用外

▶ タクロリムス水和物
- 光線療法とは通常併用しない．
- 保険適用外

処方例

[体幹・四肢]

①リンデロン-Vクリーム0.12%　　1日1〜2回　朝, 夕　塗布
　（一般名：ベタメタゾン吉草酸エステル）………………………………**軽度**
②トプシムクリーム0.05%　　1日1〜2回　朝, 夕　塗布
　（一般名：フルオシノニド）………………………………………………**中等度**
③デルモベートクリーム0.05%　　1日1〜2回　朝, 夕　塗布
　（一般名：クロベタゾールプロピオン酸エステル）……………………**重度**
④オキサロール軟膏25μg/g　　1日1回　朝　塗布
　（一般名：マキサカルシトール）

[顔面・頸部]

⑤ロコイドクリーム0.1%　　　　　1日1〜2回　朝, 夕　塗布
　（一般名：ヒドロコルチゾン酪酸エステル）……………………………**軽度**
⑥リドメックスコーワクリーム0.3%　1日1〜2回　朝, 夕　塗布
　（一般名：プレドニゾロン吉草酸エステル酢酸エステル）……**中等度以上**
⑦プロトピック軟膏0.1%　　　　　1日1〜2回　朝, 夕　塗布
　（一般名：タクロリムス水和物）

> **Point!** 長期間のステロイドの使用は，副作用（皮膚萎縮，毛細血管拡張など）に注意しながら治療を進める。活性型ビタミンD_3の外用剤は光線療法や日光浴との併用による治療効果が報告されており，朝に外用するよう指導する。

患者指導のポイント

1) 顔面や上肢などの露出部位では整容的問題が大きく，また比較的難治であるため，まず疾患概念について十分に説明する。安易に「治らない」とは言い切らず，根気よく治療を継続する必要性があることを理解してもらう。
2) カモフラージュメイクの指導は，根本的治療法ではないが，患者のQOL向上のために重要である。白斑専用のカモフラージュ化粧品が知られている。

> **症例 22 へのアプローチ**
> 1) トプシムクリーム 0.05%　　　　　　1日1～2回　体の皮疹部　20g
>   （一般名：フルオシノニド）
> 2) リドメックスコーワクリーム 0.3%　　1日1～2回　顔の皮疹部　5g
>   （一般名：プレドニゾロン吉草酸エステル酢酸エステル）
>
> **処方コメント**
> 顔面の外用が長期化する場合は，マイルドクラスのステロイドやタクロリムス水和物へのスイッチを検討する。

治療効果のみかた

1. 治療効果の確認
- 漫然と外用剤を継続せず，3～4カ月を目安に都度効果判定を行う。
- 顔面など露出部位で整容的問題が大きい場合や，患者の不安が強い場合は外用療法に固執せず，他の選択肢を考える。

2. こんなときは専門医へつなぎましょう
- 光線療法の施行が可能な医療機関を適宜紹介する。
- 鑑別すべき他の脱色素性疾患に迷う場合，皮膚科専門医へ紹介する。

> **コラム**
> **尋常性白斑の原因**
> 　主に自己免疫性機序により発症するとされていますが，酸化ストレス説，自律神経バランスの破綻が影響することもいわれています。受験が終わるなどストレス軽減や環境変化を機に軽快する例もまれに見受けられます。治りにくい疾患ですが，心理面のケアも重要です。

文献
1) 鈴木民夫, 他：尋常性白斑診療ガイドライン. 日本皮膚科学会雑誌, 122:1725-1740, 2012

21 粉瘤，炎症性粉瘤

- ☑ 広義の粉瘤は，外毛根鞘性嚢腫や多発性毛包嚢腫も含むが，ここでは表皮嚢腫と毛包嚢腫を指す。
- ☑ 嚢腫には代謝物である角質が貯留している。
- ☑ 中央部に毛包の開口部を伴う。
- ☑ 異物反応により炎症を来すことがある（炎症性粉瘤）。

症例 23 急激に発赤，腫脹と痛みを伴う皮内結節

　数年前より背部に皮内結節を自覚していたが，5日前より急激に発赤，腫脹と痛みを伴うようになった。(35歳，女性)

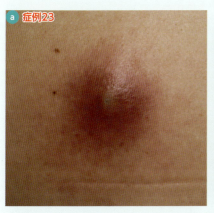 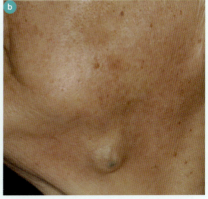

ⓐ (症例23) **炎症性粉瘤**：背部の炎症性粉瘤。圧痛と中央の波動を伴う。
ⓑ **粉瘤**：左下顎の皮内結節。中心臍窩がみられる。

症例 23 へのアプローチは ➡ 165ページ参照

鑑別のポイント

1) 表皮との可動性は不良，皮下との可動良好な皮内結節で中央に中心臍窩を伴う。
2) 一般的に弾性硬（硬式テニスボールくらい），ときに弾性軟（ソフトテニスボールくらい）。
3) 炎症を伴わないものは無症状で数年～数十年経過し，緩徐に増大する。

類似した疾患

c 脂肪腫
弾性軟であり，通常脂肪組織内にできるため皮膚との可動性がよい。

d 毛母腫
四肢に生じやすく石のように硬い。ときに水疱形成や二次感染を来す。中心臍窩はみられない。

e 増殖性外毛根鞘性嚢腫
表面にしばしばびらんや潰瘍を伴う。鑑別が難しい場合は組織診断を行う。

f 癤（せつ）
毛包炎が進行した状態。炎症性粉瘤の鑑別となるが，もともとしこりがあったかを問診することでおおよそ鑑別可能である。

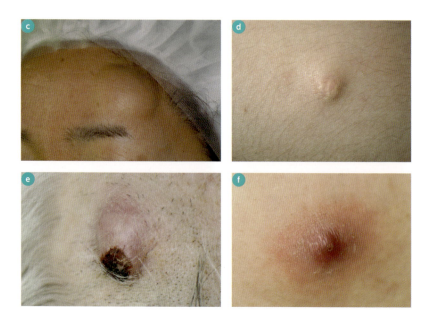

治療方針

▶ 粉瘤

　原則は外用療法ではなく，麻酔下で完全切除を行う．一般的な切除法は中心臍窩を含め紡錘形にデザインし，g，hのように壁に沿って完全切除する．過去に炎症を起こしたものは瘢痕組織内に壁が迷入していることもあるため瘢痕ごと完全切除することが大切である．顔など整容的に切開線を嫌う部位では中心臍窩を生検トレパンでくりぬき，小穴から壁を引っ張り出す，いわゆる"くり抜き法"が頻用される．

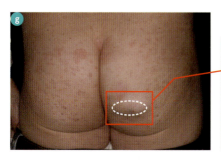
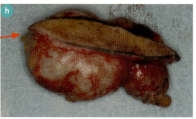

▶ 炎症性粉瘤

　感染による炎症と誤解されることも多いが，基本的に異物反応による炎症であり[1]，細菌培養はほとんどが陰性である．局所麻酔下で中央部を切開あるいはデルマパンチでくり抜き，排膿ならびに囊腫壁や角化物を完全に除去し，洗浄することが大切である．その際に囊腫壁も完全に切除できれば根治も期待できるが，残存していた場合再発する可能性がある．

くすりはこう使う！

1. 外用剤の使い方

▶ 精製白糖・ポビドンヨード
- 炎症性粉瘤に対しては外用だけでの症状緩和は困難である．
- 内容物を除去後の潰瘍治療に二次感染対策に精製白糖・ポビドンヨードを配合した軟膏剤などを外用する場合が多い．

> **処方例**
> ①ユーパスタコーワ軟膏　　1日1～2回　患部　塗布
> 　（一般名：精製白糖・ポビドンヨード）

2. 内服薬の使い方

▶ **（二次感染に対して）ペニシリン系抗菌薬，セフェム系抗菌薬**

　炎症性粉瘤は異物反応が主体であるため，内容物の除去や洗浄がよくできていれば抗菌薬投与は必ずしも必要でないが，二次感染を合併しているものに対してはペニシリン系抗菌薬あるいはセフェム系抗菌薬など，ターゲットの細菌に対する内服薬による治療が有効な場合がある。

患者指導のポイント

1) 良性腫瘍であり，炎症がなければ経過観察も可能であるが，緩徐に増大する。
2) 治療は囊腫壁の完全切除である。
3) 炎症を繰り返すと有棘細胞がんの発生母地となる場合がある。特に臀部のものは刺激が多い部位であり高リスクである[2]ので切除を勧める。
4) 刺激などにより内容物が壁外に露出すると強い炎症を伴う。
5) 炎症性粉瘤は保存的治療では効果不十分なものが多く，可及的速やかに切開し，角化物を除去するようにする。

> **症例 23 へのアプローチ**
> 1) キシロカイン注1%（一般名：リドカイン塩酸塩）で局所麻酔。
> 2) 4mm皮膚デルマパンチで中心臍窩を含むように穿孔。
> 3) 孔部より排膿，角化物を除去し，さらに剪刀や鋭匙を用いて囊腫壁を可能な限り摘出。
> 4) 生理食塩水20mLで洗浄。
> 5) コメガーゼを孔部に挿入。
> 6) ガーゼで保護。
>
> **処方コメント**
> 　波動を触れるような炎症性粉瘤は即日切開すべきである。たとえ二次感染を合併していたとしても膿瘍に対して抗菌薬投与はほとんど無効である。炎症性粉瘤は囊腫壁が剥がれやすい状態になっているものが多く，切開時に角化物だけでなく，囊腫壁も除去すべきである。壁の摘出が完全にできれば炎症も速やかに軽快するうえ，再手術なしに根治できる可能性も高くなる。

治療効果のみかた

1. 治療効果の確認
- 炎症を来していない粉瘤あるいは過去に炎症を来した粉瘤は囊腫壁または瘢痕組織の完全切除により根治が期待できる。
- 炎症性粉瘤は切開後連日洗浄を行い，周囲の発赤が消退すること，潰瘍部が肉芽組織で置換されたのち上皮化することを観察する。
- 切開後に排膿が続く場合は，内容物や囊腫壁の遺残が原因である場合も多いので改めてこれらの除去を試みる。

2. こんなときは専門医へつなぎましょう
- 切開後にも炎症が消退しない。
- 典型的な所見ではなかった。

コラム
粉瘤の治療

　粉瘤（atheroma）というのは俗称であり，海外ではこのような呼び方はせず，上皮嚢胞（epithelial cyst）という大きな枠のなかに表皮嚢腫や外毛根鞘嚢腫が入ります．表皮嚢腫は厳密には無毛部に外傷やヒトパピローマウイルス感染などが原因で生じた表皮による壁を形成した嚢腫を指します．一方で，毛包の漏斗狭部の上皮が嚢腫を形成したものは病理学的に正確には毛包嚢腫として分けられますが，実臨床ではこれらをまとめて表皮嚢腫として扱うことが多いです．

　まれにがん化することがありますが，臨床診断が難しいことが多く，急に増大してきた，滲出などがなかなか軽快しない，典型的な臨床像でないもの，などは全摘生検してしまうことが好ましいです．前述のように臀部を中心とした刺激を受けやすい部位や炎症を繰り返している粉瘤もがん化のリスクが高まりますので，早めに切除することが望ましいと思われます．

　炎症性粉瘤における炎症の主座は異物反応であることは前述しましたが，欧米の成書においてはステロイドの局所注射を推奨しているものもあります．わが国では未だに細菌感染によるものと誤認されていることも多く，一般的にステロイド局注はほとんど行われていません．繰り返しになりますが，最も大事なことは可及的に内容物を除去することです．

文　献

1) James WD, et al：Andrew's diseases of the skin 12th edition. ELSEVIER, pp672-673, 2015
2) 渡邊総一郎，他：表皮嚢腫から二次性に発生した右臀部有棘細胞癌の1例．皮膚科の臨床，59：1365-1369, 2017

22 熱傷（やけど）

- 熱傷は，温熱による物理的損傷を特徴とする。
- 診断については，受傷機転から明らかである。
- 低温熱傷では，患者自身が受傷機転の自覚をしてないことがあり，臨床症状からの診断が求められる。
- 深達度を受傷早期に正確に判断することは困難であり，受傷の翌日以降の再評価が必要である。
- 深達度に応じて治療方針を立てる。本稿では，主にⅡ度熱傷までの対応について述べる。

症例 24　両手に熱湯を浴びて受傷

コタツの上に置かれていた母親が作ったカップ麺をつかまり立ちしようとした患児がこぼしてしまい，両手に熱湯を浴びて受傷。近医で初期治療された後，当院へ紹介受診となった。（8カ月，女児）

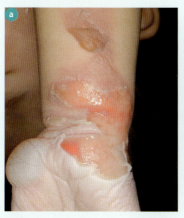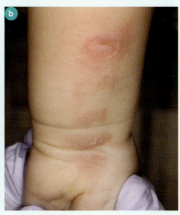

ⓐ，ⓑ 両前腕屈側から手掌にかけて水疱，びらんを認める。

症例 24 へのアプローチは ➡ 172ページ参照

22．熱傷（やけど）　167

鑑別のポイント

1) 熱傷では受傷機転が明らかなことがほとんどで，鑑別に迷うことは少ない。
2) 低温熱傷を疑う場合は，湯たんぽやアンカの使用の有無などを問診する。
3) Ⅰ度熱傷では皮膚の発赤がみられる。
4) Ⅱ度熱傷では水疱を形成する。
5) Ⅲ度熱傷では皮膚が白色調を呈する，もしくは黒色に炭化する。痛覚が消失する。
6) 小児の熱傷では虐待やネグレクトの可能性も考慮して対応する必要がある。

治療方針

　本稿ではプライマリ・ケアにおける熱傷治療について述べる。熱傷治療で重要なのは，深達度と受傷範囲の評価である。熱傷は深達度に応じてⅠ～Ⅲ度に分類される（表1）。Ⅱ度熱傷はさらに浅達性Ⅱ度熱傷（superficial dermal burn；SDB）と深達性Ⅱ度熱傷（deep dermal burn；DDB）に分けられる。深達度の評価は臨床症状に基づいて肉眼で行う。

　熱傷面積の推定方法としては，①9の法則，②5の法則および③Lund & Browderの法則（図1）を用いることが推奨されている。成人では①9の法則，②5の法則のどちらでも大差がないが，小児では，②5の法則を用いるべきである。成人の小範囲熱傷では，患者本人の全指腹と手掌に相当する面積を約1％とする④手掌法を用いると簡便である。

　小児の熱傷の原因の2％は虐待によるものといわれており，虐待の兆候を見逃さないためにも全身をくまなく観察することが重要である。また小児熱傷の原因として近年インスタントラーメンに関連した熱傷の頻度が高い。Artzの基準によれば，Ⅱ度熱傷が15％以下もしくはⅢ度熱傷が2％以下の症例は外来で治療可能とされている（表2）。それ以上の症例では入院加療を要するので高度医療機関へ紹介する。

　熱傷の初期治療としては冷却が重要である。受傷部を流水（水道水）で最低30分程度冷却する。小児の場合は冷却により低体温に陥るリスクもあるので，特に広範囲熱傷の場合は注意が必要である。損傷のない水疱膜は極力温存すべきであるが，大きく破裂が予想される場合や緊満して痛みを伴っている場合は穿刺ドレナージを実施する。熱傷により生じた潰瘍に対しては，TIMEコンセプトに従いwound bed preparationを目指した，あるいはmoist wound healingを目指した外用剤を選択する。湿潤環境維持を目的にワセリン軟膏基剤を基本とし，熱傷の広さや深さの状況により主剤を選択することが推奨される。

図1 熱傷面積算定法（Lund & Browder）

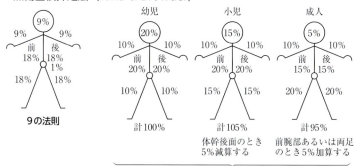

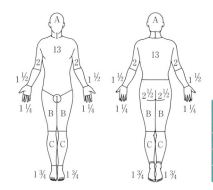

年齢による広さの換算

	年齢					
	0歳	1歳	5歳	10歳	15歳	成人
A-頭部の1/2	9 1/2	8 1/2	6 1/2	5 1/2	4 1/2	3 1/2
B-大腿部の1/2	2 3/4	3 1/4	4	4 1/4	4 1/2	4 3/4
C-下腿部の1/2	2 1/2	2 1/2	2 3/4	3	3 1/4	3 1/2

〔田中裕・編著：熱傷治療マニュアル，中外医学社：72-76, 2007 より〕

表1 熱傷の深達度分類

分類	臨床症状
I度熱傷 (epidermal burn)	紅斑，有痛性
II度熱傷 (superficial dermal burn)	紅斑，水疱，有痛性 水疱は圧迫で発赤が消失
II度熱傷 (deep dermal burn)	紅斑，紫斑〜紫色，水疱，知覚鈍麻 水疱は圧迫しても発赤が消失しない
III度熱傷 (deep burn)	水疱（-），無痛性

〔玉置邦彦・編：2. 皮膚科治療療学. 最新皮膚科学大系, 中山書店：241, 2003 より〕

表2 Artzの基準

重症熱傷
- II度 30% TBSA以上
- III度 10% TBSA以上
- 顔面，手，足のIII度熱傷
- 気道熱傷の合併
- 軟部組織の損傷や骨折の合併
- 電撃傷

中等度熱傷（一般病院で入院加療を要するもの）
- II度 15〜30% TBSAのもの
- III度 10% TBSA以下のもの（顔，手，足を除く）

軽症熱傷（外来で治療可能なもの）
- II度 15% TBSA以下のもの
- III度 2% TBSA以下のもの

TBSA：total body surface area

〔Artz CP, et al: The treatment of burns. W.B. Saunders, Philadelphia：94-98, 1969 より〕

くすりはこう使う！

1. 外用剤の使い方

▶ Ⅰ度熱傷

- 急性期の発赤浮腫の抑制，疼痛の軽減を目的にベリーストロング以上のステロイド外用剤を塗布する。
- 創治癒の遷延作用，上皮化抑制作用も有することから，ステロイド外用剤の使用期間は受傷してからの2日間程度を限度とする。

> **処方例**
> ①デルモベート軟膏0.05%　　1日2回　塗布
> 　（一般名：クロベタゾールプロピオン酸エステル）

Point！　熱傷に対するステロイド外用剤は外来処置で使用するにとどめ，処方箋の発行はしないほうがよい。

▶ Ⅱ度熱傷

- 湿潤環境維持を目的にワセリン軟膏基剤を基本とし，熱傷の広さや深さの状況により主剤を選択する。
- 軟膏はあらかじめガーゼに塗布してから患部にあてるようにすると患者に苦痛を与えない。
- 非固着性ドレッシングを用いるとドレッシング交換時の疼痛が緩和される。
- 熱傷診療ガイドラインではトラフェルミンやトレチノイントコフェリル，ブクラデシンナトリウム，プロスタグランジンE_1の使用が推奨されている。
- トラフェルミンは噴霧式の液状製剤であり，創傷治癒の促進および肥厚性瘢痕を予防する効果がある。熱傷創の湿潤環境保持のため，何らかの外用剤や被覆剤との併用が必要である。

> **処方例**
> ①フィブラストスプレー250/500　　1日1回　患部　噴霧
> 　〔一般名：トラフェルミン（遺伝子組換え）〕
> ②プロスタンディン軟膏0.003%　　1日1〜2回　患部　塗布
> 　（一般名：アルプロスタジル アルファデクス）

Point！　フィブラスト®スプレーは患部に噴霧後1分待ってから軟膏を重層するようにする。

▶ **創傷被覆材**
- 創傷被覆材を利用すると処置の手間が省けるメリットはあるが，創感染リスクとのトレードオフとなる。
- 銀を含有する創傷被覆材では銀イオンによる抗菌活性が期待できる。
- 感染リスクが乏しい浅達性Ⅱ度熱傷には良い適応である。
- 浸出液の量や感染兆候の有無を目安に交換を行う。
- 貼付前と交換時にトラフェルミンを併用するのも有効である。
- 深達性Ⅱ度熱傷以上には創傷被覆材を用いるべきではない。

>[処方例]
>①アクアセル®Ag BURN
>②ハイドロサイト ジェントル 銀

2. 内服薬の使い方

- 上皮化の過程で瘙痒を訴える患者は多い。
- 搔破行動により治癒遷延や二次感染などの問題が生じることがある。
- 抗ヒスタミン薬を適宜処方するが，効果が乏しいのが現状である。
- 熱傷後の皮膚瘙痒に対してガバペンチンの有効性が報告されているが，皮膚瘙痒に対する保険適用はない。

>[処方例]
>①ジルテック錠10　　1回1錠　1日1回　就寝前
>　（一般名：セチリジン塩酸塩）

患者指導のポイント

1) 患部を毎日よく洗浄して清潔を保つこと。
2) 熱感や発赤，疼痛，悪臭などの感染所見がみられた際には，速やかに医療機関を受診する。

> **症例 24 へのアプローチ**
> 1) フィブラストスプレー＋ワセリン　1日1回　患部　塗布
>   〔一般名：トラフェルミン（遺伝子組換え）〕＋（一般名：白色ワセリン）

治療効果のみかた

1. 治療効果の確認
- 上皮化が完了するまでは外用を継続する。
- DDB以上では肥厚性瘢痕を形成するリスクがあり，こまめな経過フォローが求められる。

2. こんなときは専門医へつなぎましょう
- Ⅲ度以上の熱傷。
- 関節にまたがる熱傷や手足のⅡ度以上熱傷（拘縮や癒着のリスク）。
- 体幹・四肢の全周性に及ぶⅡ度以上熱傷（減張切開が必要）。
- 気道熱傷が疑われる。
- 糖尿病合併例。

文　献
1) 木所昭夫, 他：熱傷の病態と重症度判定. Derma., 146:1-8, 2008
2) 高橋宏樹：熱傷に伴う問題点と対応 虐待. 救急医学, 38:1336-1241, 2014
3) 村田真帆, 他：小児に多いインスタントヌードル関連熱傷. 臨床皮膚科, 72:149-151, 2018
4) 福屋安彦, 他：水疱性熱傷における内容液温存と穿刺排出の臨床比較. 熱傷, 28:80-86, 2002
5) 山中恵一, 他：熱傷創の初期治療の原則（するべきこと，してはいけないこと）. Derma. 146:16-20, 2008
6) 吉野雄一郎, 他：熱傷診療ガイドライン. 日本皮膚科学会雑誌, 121:3279-3306, 2011
7) 齊藤亨, 他：ドレッシング材の選び方と使い方 2018 熱傷. Visual Dermatology, 17:610-611, 2018
8) Zachariah, JR, et al：Post burn pruritus—a review of current treatment options. Burns, 38:621-629, 2012

23 褥瘡

- 主に圧迫されやすい部位（仙骨部など）に生じる皮膚の潰瘍。
- 2005年の日本褥瘡学会による定義では，「身体に加わった外力は骨と皮膚表層の間の軟部組織の血流を低下，あるいは停止させる。この状況が一定時間持続されると組織は不可逆的阻血性障害に陥り褥瘡となる」としている[1]。
- 実際には，外力（圧力＋ずれ力）によって，①阻血性障害，②再灌流障害，③リンパ系機能障害，④細胞・組織の機械的変形などが複合的に関与して細胞死または組織障害が起こると考えられる[2]。
- 最近では酸素マスクやギブス，弾性ストッキングなどにより発生する医療関連機器圧迫創傷（medical device related pressure ulcer；MDRPU）が問題となっている。

症例25 車椅子生活で，仙骨部と右踵に皮膚潰瘍

脳梗塞による右片麻痺のある患者。1カ月前に罹患した誤嚥性肺炎のため入院となった。全身状態は回復してきているものの，1日の大半を車椅子で過ごす生活となっている。仙骨部にできた皮膚潰瘍が増悪してきたため皮膚科を受診した。右踵にも潰瘍がみられた。（84歳，女性）

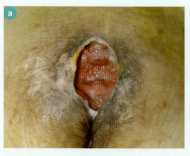 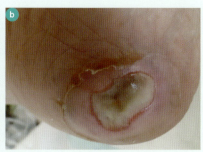

ⓐ 仙骨部の皮下組織に及ぶ潰瘍：頭側に1cm程度のポケットを伴う。
ⓑ 右踵の潰瘍：表面に黄白色調（一部は黒色調）の壊死組織が付着している。

症例25 へのアプローチは ➡ 177ページ参照

鑑別のポイント

1) 患者の状況や好発部位(仙骨部,尾骨部,大転子部,踵骨部)から,褥瘡の診断は難しくないと考えられる。
2) 潰瘍を生じた部分に一致して,突出した骨などによる圧迫があることを確認する。
3) 高齢に伴って円背による胸腰椎の骨突出が進み,背部の褥瘡の原因となる症例もよく経験される(c)。

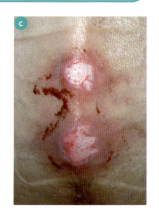

類似した疾患

遷延する皮膚潰瘍の原因が,褥瘡以外にないことを確認することは重要。真菌や抗酸菌などの感染症,悪性腫瘍,血管炎などの血行障害には特に注意が必要である。

治療方針

急性期の褥瘡は,まだ深さが安定していないため,少し観察が必要である。症状が安定したら慢性期とし,褥瘡評価ツールであるDESIGN-R®(日本褥瘡学会のホームページからダウンロード可能)で状態をアセスメントする。深さ(Depth;D),滲出液(Exudate;E),大きさ(Size;S),炎症/感染(Inflammation/Infection;I),肉芽組織(Granulation tissue;G),壊死組織(Necrotic tissue;N),ポケット(Pocket;P)の7項目で構成されており,状態に応じて各項目のスコアをつけることで,褥瘡の絶対的な重症度として用いることができる。DESIGN-R®の合計点が高いほど重症の褥瘡と判断され,各項目のスコアを下げるように努力することが大きな指針となる。

多くは保存的治療(外用剤またはドレッシング材)で加療するが,陰圧閉鎖療法(negative pressure wound therapy)などの物理療法や外科的治療(手術)が選択されることもある。創面に存在する壊死組織や感染などの治癒遅延要因の除去と創傷の湿潤環境維持を行って治癒しやすい状況を整備することが最も重要で,それらは創面環境調整(wound bed preparation;WBP)とよばれる。

くすりはこう使う！

1. 外用薬の使い方

(1) 急性期の褥瘡

一般には発赤や紫斑，水疱，びらんの状態で発見され，初期には亜鉛華軟膏，アズノール®軟膏などで創面を保護しながら，経過観察することも多い。

(2) 慢性期の褥瘡

症状が安定したらDESIGN-R®を用いて重症度を評価したうえで，目的に応じて外用剤を使い分ける。真皮より深い潰瘍では，創面をよく洗浄し，1日1回で処置を行うことが基本となる。湿潤環境を保つために，外用剤の上から直接またはガーゼの上からフィルム材（テガダーム™，エアウォールなど）で被覆することが望ましい。

> **処方例**
>
> a. 主に滲出液（E），炎症/感染（I），壊死組織（N）の制御を目的とするとき。
> ① カデックス軟膏0.9%／外用散0.9%　　1日1回　潰瘍部　塗布
> 　（一般名：ヨウ素）
> ② ゲーベンクリーム1%　　　　　　　　1日1回　潰瘍部　塗布
> 　（一般名：スルファジアジン銀）
> ③ ユーパスタコーワ軟膏　　　　　　　1日1回　潰瘍部　塗布
> 　（一般名：精製白糖・ポビドンヨード）
> ④ ヨードコート軟膏0.9%　　　　　　　1日1回　潰瘍部　塗布
> 　（一般名：ヨウ素）
>
> b. 主に肉芽の形成（G），創の縮小（S）を目的とするとき。
> ⑤ フィブラストスプレー250/500　　　 1日1回　潰瘍部　5噴霧
> 　〔一般名：トラフェルミン（遺伝子組換え）〕
> ⑥ オルセノン軟膏0.25%　　　　　　　 1日1回　潰瘍部　塗布
> 　（一般名：トレチノイン トコフェリル）
> ⑦ プロスタンディン軟膏0.003%　　　　1日1回　潰瘍部　塗布
> 　（一般名：アルプロスタジル アルファデクス）

Point! 外用剤を選択するうえで，褥瘡の治癒過程を理解することは極めて重要である。一般に，創傷は炎症期から増殖期，成熟期として治癒していく。臨床現場では，創面の色調による分類がしばしば用いられ，黒色および黄色の壊死組織のある時期を炎症期，赤色の肉芽形成が進む時期を増殖期，白色調に上皮化がみられる時期を成熟期と考える。壊死組織は，デブリードマンで外科的に除去していくのが基本となる。

▶ **ドレッシング材**
目的に応じてドレッシング材を選択する。

[創面の保護]
①フィルム材（テガダーム™，エアウォール，オプサイト®など）
[創面閉鎖と湿潤環境の保持]
②ハイドロコロイド（デュオアクティブ®，アブソキュア®-ウンドなど）
[滲出液の吸収]
③ポリウレタンフォーム（ハイドロサイトプラス，メピレックス®ボーダーなど）
④ハイドロファイバー（アクアセル®）など
[感染抑制作用を期待したい場合]
⑤銀含有ドレッシング材*（アクアセル®Ag，ハイドロサイト®銀，メピレックスAg®など）
＊：創部の感染が明らかな場合は，ドレッシング材は使用しないほうがよい。

Point！ 自信がないときは，ドレッシング材に頼らず外用剤を使用したほうが無難である。不適切なドレッシング材の使用は，二次感染の温床になってしまうリスクがある。

患者指導のポイント

1) 褥瘡は，ADLが自立していない患者に生じることが多く，患者本人よりも家族や介助者の指導が重要となる。
2) 患者の自力体位変換能力，皮膚の脆弱性，筋萎縮，関節拘縮をアセスメントし，座位・臥位でのポジショニング，体圧分散用具（クッション，マットレスなど）の選択，体位変換，患者教育，スキンケアなどを選択・実施していく。
3) 褥瘡発生の要因を，個体要因（基本的日常生活自立度，病的骨突出，関節拘縮，栄養状態，浮腫，多汗，尿・便失禁など），環境ケア要因（体位変換，体圧分散用具，スキンケア，リハビリテーションなど），両者に共通する要因に分けて改善策を考える。

> **症例 25 へのアプローチ**
>
> まずは体圧分散ケアを徹底した。連続して車椅子に乗るのは2時間以内として，ベッドには体圧分散マットレスを導入した。
> 仙骨部の褥瘡は赤色期といってよく，フィブラスト®スプレーとカデックス®軟膏の併用により肉芽形成は良好であった。黄色期の踵部は，適宜デブリドマンで表面の線維性組織を除去した。外用はゲーベン®クリームを用いたが，仙骨部と同じくカデックス®軟膏を使用してもよいと考えられた。
>
> ---
>
> **処方コメント**
>
> 褥瘡の治療として，創面に使用する外用剤やドレッシング材の選択よりも，患者の生活環境などを整備することのほうが重要であることも多い。体圧分散やスキンケアなどをしっかり行うことが治療だけでなく将来の予防対策にもつながる。

治療効果のみかた

1. 治療効果の確認

- 褥瘡の治療効果は，DESIGN-R®を用いて判定する。
- 1カ月経過してもDESIGN-R®のスコアが下がらないときは，何が原因なのか検討することが望ましい（全身状態が悪くないにも関わらず褥瘡が改善しない場合には，何か理由があるはずである）。

2. こんなときは専門医へつなぎましょう

- 良好な治療効果が得られない。
- 悪性腫瘍や感染症など，別の疾患が疑われる。

文 献

1) 日本褥瘡学会・編：科学的根拠に基づく褥瘡局所治療ガイドライン．照林社，2005
2) Berlowitz DR, et al：Are all pressure ulcers the result of deep tissue injury? A review of the literature. Ostomy Wound Manage, 53：34-38, 2007

24 陥入爪，巻き爪

1. 陥入爪[1)]

- 陥入爪とは，爪甲の側縁の一部が皮膚に陥入し，損傷された皮膚が炎症を来した状態を指す。
- 陥入爪の好発部位は母趾である。
- 陥入爪では，歩行時や運動時の強い痛みによって，しばしばQOLが低下する。
- 深爪や爪欠け，爪割れによって爪甲側縁に爪棘が形成されると，皮膚に鋭く刺さり，陥入爪を発症しやすい。
- 激しい運動などにより，爪甲側縁の皮膚への強い圧迫が繰り返されることが発症につながる場合もある。

2. 巻き爪[2)]

- 巻き爪とは，爪甲の両側縁が内側に向かって過度に彎曲した状態を指す。
- 巻き爪は足趾にみられることが多い。
- 自覚症状がないことも多いが，彎曲した爪甲の陥入などにより痛みを生じる場合もある。
- 窮屈な靴による圧迫や加齢に伴う末節骨の変形などが巻き爪の原因としてあげられる。

症例 26 母趾先端が発赤腫脹

2週間ほど前に爪を切ってから，歩行時に右母趾に違和感があり，しばらく様子をみていたところ，強く踏み込んだ際に痛みが走るようになった。痛みは日を追うごとに強くなり，母趾の先端が発赤腫脹していることに気づき，滲出液もみられるようになってきたため皮膚科を受診した。（21歳，女性）

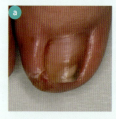
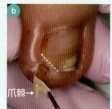

ⓐ 陥入爪：爪甲側縁の先端が皮膚に陥入し，発赤，腫脹，肉芽形成といった炎症がみられる。

ⓑ 点線に沿って爪甲を切除してみたところ爪棘が皮膚に深く刺さっていたことが確認された。

〔齋藤昌孝：陥入爪の病態に基づいた治療の考え方. MB Derma, 258：34-46, 2017 より〕

症例 27　母趾の爪が内側に丸まってきた

母趾の爪が以前に比べて内側に丸まってきたように感じたため，巻き爪のことが心配になり，皮膚科を受診した。なお，歩行時も含めて，痛みなどの自覚症状はほとんどみられなかった。(73歳，女性)

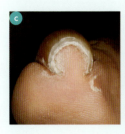
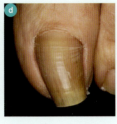

ⓒ 巻き爪：爪甲が過度に彎曲している。
ⓓ 爪甲の陥入による炎症所見はみられない。

症例 26 症例 27 へのアプローチは ➡ 182ページ参照

鑑別のポイント

1. 陥入爪
1) 痛みなどの症状が，爪を切ったり，爪が割れたり，あるいは激しい運動をした後から生じたかどうかを確認する。
2) 爪甲側縁先端が皮膚に隠れて見えない状態となっていて，そこを中心として発赤や腫脹，肉芽形成がみられる場合には，陥入爪が強く疑われる。
3) ピンポイントの圧迫で激痛が走る場合は，その位置に爪棘が存在する可能性が高い。
4) 爪甲の彎曲度に関わらず陥入は生じうるため，巻き爪であっても扁平な爪であっても，陥入爪を生じることがある。

2. 巻き爪
1) 爪甲の彎曲が過度であるものが巻き爪ということになるが，特に基準がないことから，巻き爪かどうかは主観的な判断に基づくのが現状である。
2) 爪甲の彎曲が近位側から遠位側にかけて増強し，やっとこ（工具の一種）やトランペットのような形状を呈するタイプが最も多いが，爪甲の側縁が内側に急激に折れ曲がるタイプなどもある。

3) 巻き爪（彎曲）の程度と痛みなどの自覚症状の有無は必ずしも相関しない．すなわち，顕著な巻き爪であっても，自覚症状を欠くことも多い．
4) 巻き爪に陥入爪が合併している場合もある．

類似した疾患

1. 陥入爪
ⓔ 爪囲炎
近年増えつつある分子標的薬による爪囲炎では，爪甲周囲の皮膚（爪郭）に発赤，腫脹，肉芽形成がみられ，母趾以外の足趾や手指にもしばしば多発するのが特徴である．
ⓕ 皮膚腫瘍
有棘細胞がんや悪性黒色腫が爪郭や爪甲下に生じた場合には，易出血性の肉芽様結節がみられることがあるため注意が必要である．

2. 巻き爪
ⓖ 厚硬爪甲
母趾に好発し，趾尖部での軟部組織の隆起や骨の偏位によって，爪甲の遠位方向への伸長が妨げられ，爪甲が厚く硬くなった状態を指す．
ⓗ 爪甲鉤彎症
同じく母趾に好発し，爪甲が爪床を離れた状態で伸長し，鉤や山羊の角のように彎曲し著しく変形した状態を指す．

治療方針

1. 陥入爪
　陥入爪では，歩行時や運動時にしばしば強い痛みを生じ，日常生活に支障を来す場合もあることから，即効性のある治療が求められる．陥入爪の基本的な病態は，爪甲側縁が皮膚に陥入して炎症を引き起こすため，陥入状態を解除することが最も合理的な治療となる．したがって，爪甲側縁の陥入部分を剪刀で必要最小限に楔状に切除することが推奨される．その際に，切除断端を適切に処理しておけば，後に爪甲が伸長してきても再度陥入するリスクは少ない．なお，テーピング法やガター法といった保存的治療は，即効性と確実性という観点からは爪甲側縁楔状切除には及ばない．また，フェノール法などの侵襲性の高い外科的治療は安易に行うべきではない（コラムを参照）．
　炎症を起こした陥入部位や，爪甲側縁の楔状切除によってできたスペースには，ステロイドや抗菌薬の外用剤などを塗布してから滅菌ガーゼで保護する．陥入によって損傷された皮膚からの二次感染が疑われる場合には，抗菌薬の全身投与を検討する．また，陥入部位に肉芽が形成されている場合には，外科的に切除するか，液体窒素を用いた冷凍凝固やステロイドの外用などによって肉芽の消退を待つ．

2. 巻き爪

　巻き爪で治療が必要になるのは，巻き爪（彎曲）の程度に関わらず，それが原因で痛みを生じている場合や，爪が巻いていること自体が美容的な悩みにつながっている場合が主である．爪甲が過度に彎曲すると，靴などから圧迫を受けやすく，また爪郭の皮膚の過角化が生じる場合があり，いずれも痛みを引き起こすことがある．そこで，巻き爪に対しては，彎曲を矯正する治療が自由診療としてしばしば行われている．なお，陥入爪を合併する巻き爪では，陥入爪の治療を優先させる．

　爪郭に過角化がみられる場合には，角質溶解剥離作用のある尿素軟膏などの外用が痛みの緩和に有効である．

くすりはこう使う！

1. 外用剤の使い方

　陥入爪では，抗炎症作用や抗菌作用を期待して，ステロイドや抗菌薬の外用剤（軟膏）を用いる．また，爪郭の過角化による痛みを伴う巻き爪では，角質溶解剥離作用のある外用剤を使用する．

> **処方例**
> ①リンデロン-VG軟膏0.12%　　1日1～2回　朝，入浴後　塗布
> 　（一般名：ベタメタゾン吉草酸エステル・ゲンタマイシン硫酸塩）……**陥入部位，肉芽に外用**
> ②エキザルベ　　　　　　　　1日1～2回　朝，入浴後　塗布
> 　（主成分：混合死菌浮遊液・ヒドロコルチゾン）……**爪甲側縁の楔状切除後に外用**
> ③ウレパールクリーム10%　　1日1～2回　朝，入浴後　塗布
> 　（一般名：尿素）………………………………………………**過角化した爪郭に外用**

2. 内服薬の使い方

陥入爪で二次感染を来している場合には，抗菌薬を使用する．

> **処方例**
> ①フロモックス錠100mg　　1回1錠　1日3回　朝，昼，夕 食後　7日分
> 　（一般名：セフカペン ピボキシル塩酸塩水和物）

患者指導のポイント

1. 陥入爪
1) とにかく深爪をしないように注意する。特に，陥入爪の好発部位である母趾の爪甲先端は角を短く落とさず，スクエアな形に切るように指導する。
2) 症状の悪化を防止するため，陥入した状態での激しい運動は避けてもらう。
3) 患部が圧迫されないよう，自分の足のサイズに合った靴を着用するように指導する（ゆるい靴も良くない）。

2. 巻き爪
1) 自覚症状がない場合には，経過観察でもかまわない。
2) 靴などによる圧迫で痛みを来すことがあるため，足趾に負担のかかりにくい形や素材の靴を選ぶように指導する。
3) 自由診療で行われている矯正治療には一定の効果はあるが，原因治療ではないことから，長期的には再発することが多いことを説明しておく必要がある。

症例 26 へのアプローチ
1) エキザルベ　　1日1〜2回　朝，入浴後　塗布
（主成分：混合死菌浮遊液・ヒドロコルチゾン）　　爪甲側縁の楔状切除後に外用

症例 27 へのアプローチ
1) ウレパールクリーム10%　　1日1〜2回　朝，入浴後　塗布
（一般名：尿素）　過角化した爪郭に外用

処方コメント

症例 26

陥入爪の病態を考えれば，まずは陥入状態を速やかに解除することが最も合理的であり，そのためには陥入部分の爪甲の切除を優先すべきである。外用剤の使用はあくまでも補助的なものであり，爪甲が刺さったまま外用剤を用いた治療を行うことはナンセンスである。

症例 27

巻き爪が原因で，爪郭の皮膚が胼胝様に過角化し痛みを生じることがあり，尿素軟膏の外用による痛みの緩和が期待できる。

治療効果のみかた

1. 治療効果の確認
- 陥入状態が解除されれば，痛みや炎症は速やかに改善していく。
- 創部からの出血や滲出液がみられなくなるまで外用剤を継続する。
- 外用治療で症状が軽快しない場合は，爪甲の陥入が続いている可能性が高い。

2. こんなときは専門医へつなぎましょう
- 痛みが強く，肉芽の形成を伴い，外用剤のみでは効果が乏しく，爪甲側縁楔状切除が必要と判断される。
- 巻き爪の矯正治療（自由診療）が痛みなどのトラブルの解決につながると考えられる。

> **コラム**
>
> **陥入爪をエレガントに治療するコツ**
>
> 　陥入爪に悩む患者さんが一番に望むことは，炎症に伴う痛みや不快感から1日でも早く解放されることです。そこで，最も即効性が期待できる治療は何かと考えた場合，皮膚に陥入している，すなわち刺さっている爪を抜いてあげることが最優先かつ最良だといえます。中途半端な保存的治療により，陥入状態が十分に解除されなければ，痛みは完全寛解には至らずに持続し，炎症が長引くことで皮膚は線維化して硬くなり，ますます陥入しやすい状況を作り出してしまいます。一方で，陥入爪は爪の幅が広いことが根本的な原因では決してありませんから，フェノール法のように「爪の幅を永久的に狭くしてしまえばよい」という考え方には賛同できません。しかも，そういった侵襲の大きな治療法は，爪の著しい変形や爪甲鉤彎症といった不可逆的な後遺症を残すこともあります。爪甲側縁楔状切除のような必要最小限の処置で速やかに患者さんの苦痛を取り除き，最終的には元通りの健康で美しい爪に戻してあげることが，陥入爪に対するエレガントな治療法であると考えます。

文　献
1) 齋藤昌孝：陥入爪の病態に基づいた治療の考え方. MB Derma, 258：34-46, 2017
2) 齋藤昌孝, 他：巻き爪の病態に基づいた治療の考え方. MB Derma, 258：47-57, 2017

25 口内炎，口角炎

1. アフタ性口内炎の特徴
- 口腔内に疼痛を伴う辺縁の境界明瞭な円形の潰瘍が単発または多発してみられる。
- ベーチェット病の初発症状である可能性もあり慎重な経過観察を要する[1]。
- 治療はステロイド外用剤が基本となる。

2. アレルギー性口内炎の特徴
- 口腔内において限局した部位に発赤や紅斑，びらん，水疱など多彩な粘膜炎の症状を呈する。
- 原因として薬剤や食物，歯科用金属，歯科用材料などがあげられる[2]。
- 治療は口腔洗浄や含嗽，ステロイド外用剤などで行い，原因を特定し，除去する。

3. 口角炎の特徴
- 口角部両側に生じる紅斑や痂皮，びらんなどを伴う炎症の総称である。
- 原因として亜鉛やビタミンB群欠乏，鉄欠乏性貧血，シェーグレン症候群，局所の機械的刺激，多量の流涎，リップクリーム，化粧品などの外因物質などがあげられる[3]。
- 治療はステロイド外用剤とともに，栄養不全があればそれを改善し，原因が特定されればその除去を行う。

症例 28　1カ月前から左下顎歯肉に口内炎の再燃を認め，徐々に悪化

1年前から口内炎を繰り返していたが特に治療を行っていなかった。1カ月前から左下顎歯肉に口内炎の再燃を認め，徐々に症状が悪化して疼痛を伴う潰瘍を認めるようになったため受診した。（52歳，女性）

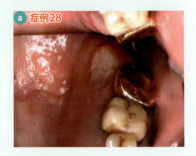

- ⓐ （症例28）**アフタ性口内炎**：歯肉部に境界明瞭な円形の潰瘍がみられる。

▶ その他の口内炎，口角炎

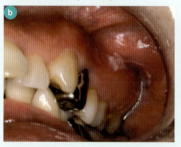 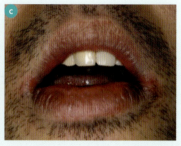

ⓑ **アレルギー性口内炎**：頬粘膜の歯科金属が当たる部位に紅斑，びらんがみられる。
ⓒ **口角炎**：両側の口角に紅斑，びらんがみられる。

症例 28 へのアプローチは ➡ 189ページ参照

鑑別のポイント

1. アフタ性口内炎
1) 口腔内に単発あるいは多発する直径数mmの円形または楕円形の深い潰瘍がみられ，周囲は紅斑を呈する。潰瘍底は黄白色の膿苔に覆われる。
2) ベーチェット病の可能性を除外するため，ぶどう膜炎や結節性紅斑などの有無を確認する。
3) 発熱を伴う口腔内に多発する潰瘍を認めた場合は，単純ヘルペスの初感染の可能性を疑う必要がある。

2. アレルギー性口内炎
1) 口腔内の限局した部位に発赤や紅斑，びらん，水疱などの症状を呈する。
2) 病変が口腔内の広範囲に及ぶ場合は薬疹，多型滲出性紅斑の粘膜疹などを疑う。また，水疱やびらんが主体である場合は，自己免疫性水疱症の可能性を疑う必要がある。
3) 紅斑とともに白苔などを伴う場合は口腔カンジダを，白色網状局面を伴う場合は口腔扁平苔癬の可能性を疑う。

3. 口角炎
1) 両側の口角部に生じる紅斑，痂皮を伴うびらんを主症状とし，ときに亀裂性潰瘍となり疼痛や出血のため開口障害となることがある。
2) 小水疱を伴う場合は単純ヘルペス，白苔を伴う場合はカンジダ症を除外する必要

がある。
3) 小児例では,痂皮やびらんが著明な場合は表在性細菌感染症の可能性を考慮する。

類似した疾患

ⓓ ヘルペス性口内炎
初期に小水疱を伴う。口腔内に多数の水疱形成を認め,発熱を伴う。

ⓔ 口腔扁平苔癬
白色網状局面を伴う。

ⓕ 粘膜類天疱瘡,天疱瘡
口腔内の広範囲に水疱やびらんがみられ,抗BP180抗体,または抗デスモグレイン1,3抗体が陽性となる。

ⓖ 多形滲出性紅斑(231ページ参照)
眼,外陰部の粘膜疹や四肢・体幹の紅斑がみられる。

ⓗ 口腔カンジダ症
白苔の付着を認める。

ⓘ 紅板症,口腔扁平上皮がん
びらんや潰瘍,出血,硬結などを伴う。

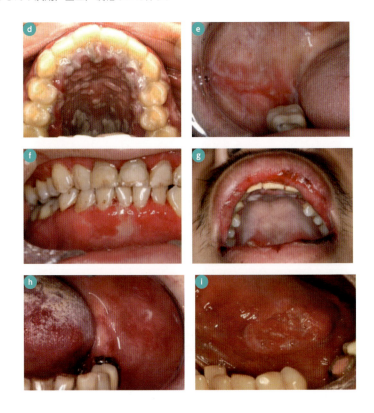

186 第2章 よくみかける皮膚疾患の鑑別とくすりの使い方

治療方針

まずは，洗口や含嗽，口腔内清掃により口腔環境を改善し，十分な問診により原因となりうる薬剤や物理的，化学的刺激物の有無を調べる。また，病変部に接触している歯科金属，歯科用材料があれば，パッチテストによりアレルギーの有無を調べる。外用療法としてはステロイドが中心となるが，長期使用によるカンジダの発症を常に考慮すべきである。剤形は症状に応じて軟膏，含嗽，噴霧剤，貼付剤を使い分ける。亜鉛欠乏，ビタミンB群欠乏などが疑われる場合は，内服薬投与による補正を検討する。

くすりはこう使う！

1. 外用剤の使い方

ステロイドまたはアズレンスルホン酸ナトリウム水和物を用いる。

▶ ステロイド
- 病変の部位や症状に応じて軟膏や含嗽，噴霧剤，貼付剤を使い分ける。
- 症状が強い病初期は外用回数を多めに設定し，軽快とともに外用回数を減らしていく。

▶ アズレンスルホン酸ナトリウム水和物
- 含嗽剤であり広範囲に病変が及ぶ例でも効果が期待できる。
- ステロイドと併用し，症状が経過してきたらステロイドを中止して本剤のみの治療に移行する。

> **処方例**
> ①アフタッチ口腔用貼付剤25μg　　1日1～2回　貼付
> 　（一般名：トリアムシノロンアセトニド）
> ②ワプロン口腔用貼付剤25μg　　1日1～2回　貼付
> 　（一般名：トリアムシノロンアセトニド）
> ③オルテクサー口腔用軟膏0.1%　　1日1～2回　塗布
> 　（一般名：トリアムシノロンアセトニド）
> ④デキサルチン口腔用軟膏1mg/g　1日1～2回　塗布
> 　（一般名：デキサメタゾン）
> ⑤サルコートカプセル外用50μg　　1日2～3回　噴霧
> 　（一般名：ベクロメタゾンプロピオン酸エステル）

⑥アズノールうがい液4％　　　　　1日数回　含嗽
（一般名：アズレンスルホン酸ナトリウム水和物）
⑦含嗽用ハチアズレ顆粒　　　　　　1日数回　含嗽
（一般名：アズレンスルホン酸ナトリウム水和物）

> **Point！** 単発のアフタ性口内炎にはアフタッチ®，ワプロンなどの貼付剤を選択し，病変の広がりにより軟膏剤や噴霧剤を使い分けていく．長期ステロイド外用によりカンジダ発症のリスクがあり，特に広範に薬剤がおよぶサルコート®では慎重な観察が望まれる．アズレンスルホン酸ナトリウム水和物は単剤，もしくはステロイド外用と併用し，症状軽快とともにステロイドは中止し，アズレンスルホン酸ナトリウム水和物のみで経過フォローアップを行う．

2. 内服薬の使い方

補助療法としてビタミンB群（特にB_2）を投与する．漢方薬では半夏瀉心湯が承認されており，投与を考慮する．亜鉛欠乏が認められた場合は，亜鉛の補正を行う．

処方例
① フラビタン錠10mg　　　1回1錠　1日3回　毎食後　14日分
（一般名：フラビンアデニンジヌクレオチド）
② ハイボン錠20mg　　　　1回1錠　1日3回　毎食後　14日分
（一般名：リボフラビン酪酸エステル）
③ 半夏瀉心湯（2.5g/包）　　1回1包　1日3回　毎食前　14日分
④ ノベルジン錠50mg　　　1回1錠　1日3回　毎食後　14日分
（一般名：酢酸亜鉛水和物）
　　　　　　　　　　　　　　　　　　　　　　　　　　　など

> **Point！** 治療の中心は外用療法であり，内服薬はあくまでも補助療法として併用する．ノベルジン®は血液検査で亜鉛欠乏がみられた際に投与する．投与中は適宜，血中亜鉛濃度を測定し，改善がみられたら内服を中止する．漢方薬では半夏瀉心湯が承認されており，難治例や再発性アフタでの効果が期待できる[4]．

患者指導のポイント

1） 洗口や含嗽，口腔内清掃により口腔環境を整える．
2） 熱いものや酸味の強いもの，固いもの，香辛料など刺激の強い食物摂取は避ける．

3) 歯ブラシは柔らかいものを使用し，歯磨き粉は可能な限り使用しない。
4) 口角炎患者では食事摂取時に病変部をワセリンなどで保護する。
5) 歯の接触による機械的刺激などが疑われる場合は，歯の研磨やマウスピース使用を検討する。

> **症例 28 へのアプローチ**
> 1) 半夏瀉心湯（2.5g/包）　　1回1包　1日3回　毎食前　14日分
> 2) オルテクサー口腔用軟膏0.1％ 1日1〜2回
>   （一般名：トリアムシノロンアセトニド）
> 3) アズノールうがい液4％　　1日数回　含嗽
>   （一般名：アズレンスルホン酸ナトリウム水和物）
>
> **処方コメント**
> アフタ性口内炎と診断して治療を行った。病変が単発であることから外用剤は軟膏を選択した。カンジダを疑わせる白苔などの所見や，病変の拡大がみられないことを確認しながらステロイド外用剤を継続した。症状が改善してきたら徐々に外用回数を減らし，アズノール®うがい液に変更した。1年前から再発を繰り返していた経過から，半夏瀉心湯を併用した。

治療効果のみかた

1. 治療効果の確認
- 病変部の写真撮影を定期的に行うか，病変の範囲をカルテに記載しておくことにより治療効果を判定する。
- 疼痛スコアを定期的に確認し，客観的評価だけでなく主観的評価も行う。
- ステロイド外用の加療中に白苔など，カンジダを疑う症状があれば真菌検査を行う。

2. こんなときは専門医へつなぎましょう
- 一定期間の内服薬や外用剤での治療を継続しても症状が改善しない，もしくは拡大する。
- 出血や潰瘍，硬結，隆起性病変などを認め，悪性の可能性が疑われる。
- 発熱や倦怠感などの全身症状，眼，陰部の粘膜症状や皮膚症状がみられた。
- 歯または補綴物などによる機械的刺激が原因と疑われ，歯科治療が必要な場合。

> **コラム**
> ## 口内炎の鑑別診断の重要性
>
> 　前述のとおり，口内炎の治療はステロイド外用剤が基本となりますが，口腔内に発赤や疼痛などの炎症所見を認めることを根拠として，十分な診察を経ずに安易に「口内炎」と診断され，ステロイド外用剤が処方される例は少なくありません。日常診療において照明や器具を用いて口腔内の所見を詳細に診察することは難しいと思われますが，これらのなかには口腔カンジダ症や紅板症，口腔扁平上皮がんなどの鑑別すべき疾患が含まれることがあり，長期ステロイドの外用により感染症や悪性腫瘍が悪化することが懸念されます。また，近年，口腔扁平苔癬も前がん病変として認識されはじめており，ステロイド外用治療を行ううえでも慎重な経過観察が望まれます。したがって，口腔内の疼痛や発赤などの訴えがあるときは，忙しい日常診療のなかでも可能な限りペンライトなどを用いて口腔内の診察を行い，前述の鑑別疾患を除外したうえで，ステロイド外用剤での治療を開始し，それでも改善しない場合は漫然と長期外用は続けずに専門医へ紹介することが望ましいでしょう。

文献

1) 神部芳則, 他：アフタ性口内炎. 日常診療に役立つ全身疾患関連の口腔粘膜病変アトラス（草間幹夫・監), 医療文化社, pp26-27, 2011
2) 岡村泰斗, 他：アレルギー性口内炎. チェアーサイドで活用する最新 粘膜疾患の診かた. 日本歯科評論（増), 76-77, 2007
3) 今井裕, 他：口角炎（口角びらん). チェアーサイドで活用する最新・口腔粘膜疾患の診かた. 日本歯科評論（増), 58-59, 2007
4) 佐藤田鶴子, 他：口腔粘膜疾患に対する半夏瀉心湯の使用経験. 歯科薬物療法, 4:1-10, 1985

26 汗疹（あせも）

皮膚科用語辞典[1]には以下のように定義されている。
- ☑ 多量の発汗などによるエクリン汗管の閉塞と破綻が原因である。
- ☑ 破綻箇所（深度）により水晶様汗疹（角層内），紅色汗疹（表皮内），深在性汗疹（真皮内）と3つに分類される（図1）。
- ☑ 好発部位は多汗を伴う間擦部（頸部，腋窩，肘窩，陰股部）。

厳密には汗疹には湿疹性の変化を含まず，保険診療上も狭義の汗疹にはステロイド外用剤の使用は認められていない。しかし臨床的には炎症を伴ってはじめて受診される症例が多い。保険診療では「汗疹・湿疹化」として治療を行う。

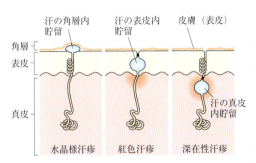

図1　汗疹の3分類

症例 29　8月（夏季）になり躯幹に丘疹が出現

サッカーチームに参加している。8月になり体幹に丘疹が出現してきた。（小学生，男子）

症例 30　7月下旬から落屑を伴う紅斑

7月下旬から肘窩に落屑を伴う紅斑が出現してきた。（小学生，女子）

症例 31　発熱，発汗のあと澄明な丘疹

認知症，廃用症候群で長期入院中。発熱および発汗がみられたあと，側胸部に澄明な丘疹があるのにスタッフが気づいた。（老齢，女性）

症例 32　8月下旬から瘙痒を伴う丘疹

8月下旬から腋窩に出現した瘙痒を伴う丘疹が出現してきた。（小学校，男子）

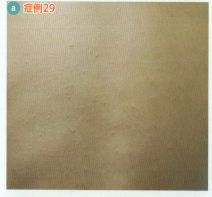
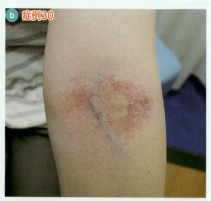
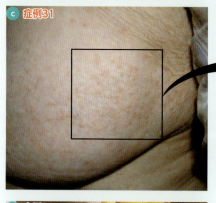
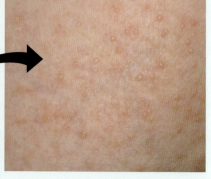
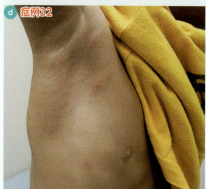

ⓐ（症例29）体幹にわずかに赤みを伴う小丘疹が散在している紅色汗疹。

ⓑ（症例30）発汗で浸軟した皮膚が摩擦を受け、肘窩部に強い湿疹化を伴っている。

ⓒ（症例31）短時間に多量の発汗があり、かつ汗孔からの排出が滞って角質内に詰まった場合に生じる。きらきらと光を反射するため「水晶様」と評される。

ⓓ（症例32）間擦部（腋窩）に出現した紅色汗疹。ⓑに比べ個疹の周囲の発赤が強く、汗管の閉塞部位がやや深いことがうかがえる。

症例29 〜 症例32 へのアプローチは ➡ 196ページ参照

鑑別のポイント

1) 汗疹の特性上，発汗増加の影響を受けやすい部位に皮疹が集中していること，発汗の増加を伴う生活歴などのエピソードがあればその診断は容易であることが多い。
2) 発症の傾向としては暑い日が続く真夏よりも，急に気温が上昇し発汗量の増加に皮膚が対応しきれない初夏に受診者が多い傾向にある。
3) アトピー性皮膚炎をはじめとする皮膚の基礎疾患がある場合に汗疹を併発することも多い。また，発汗の影響を自覚していない，自覚できない高齢者や乳幼児にも起こりうるため，病歴のみに頼らず皮疹の観察，触診による皮膚の湿潤状況を把握することや，他の疾患の鑑別もあわせて行う必要がある。

類似した疾患

e チャドクガ皮膚炎
散在する丘疹が出現する点で似ているが，丘疹がより大型で瘙痒がとても強い。

f ざ瘡（ニキビ）（77ページ参照）
胸部・背部に丘疹が散在する点で似ているが毛孔に角栓，皮脂が詰まる面皰や膿疱が混在するなど，皮疹のバリエーションがある点で鑑別する。ただし汗疹からざ瘡が併発することはありうる。

g 伝染性軟属腫（水疣）（98ページ参照）
小丘疹である点が類似しており，しばしば汗疹に併発するので紛らわしい。特有の光沢のある白色丘疹である点で鑑別する。

治療方針

1．予防法
皮膚に対する汗の悪影響を除去することに尽きる。まめなシャワー浴，汗の拭き取り，肌着の交換など。

2．軽症例
湿疹化を伴わない軽症の場合は，汗を吸収し皮膚を過度に湿潤させないベビーパウダー，収れん作用をあわせもつカラミンローションを外用してもよいが，過信せず痒みや湿疹化がある場合は次の段階に移行する。乾燥傾向がある場合はそれらを使用せず，クリームやローションによる保湿をさせる。

3．湿疹化した例
皮膚のバリア機能が破綻した症例ではベビーパウダーやカラミンローションは奏効しないことが多い。湿疹化した部位に対するステロイド外用剤を主体とし，地肌の乾

燥を伴う場合は保湿ケアを併用する。痒みが強く搔破する場合は抗ヒスタミン薬の内服を用いてもよい。

くすりはこう使う！

・外用剤の使い方

　保湿は，ヘパリン類似物質がよく用いられるが，乳液状・泡状の先発品と水状の後発品は剤形も使用感も効果もまったく異なるため，どちらを使用すべきか意識して処方する。

　保湿剤とステロイドを併用する場合は保湿してからステロイドの順に外用させる。患者は「効果の強いもの」から無意識に使う傾向にあるが正しくは逆である。その理由は先にステロイドを塗ると，保湿剤を重ね塗りするときに湿疹化していない部位までステロイドが広がるためである。ステロイドは後から外用しても問題なく吸収されるので順番を間違えないよう指導しておく。

> **処方例**
> **[軽症例]**
> ①カラミンローション　　1日1～2回　汗をかきやすい部位
> 　（一般名：カラミン）
> **[乾燥肌（皮脂欠乏症）を伴う例]**
> 保湿効果の高い順に
> ②ヒルドイドローション0.3％／フォーム0.3％　　1日2回　乾燥する部位
> 　（一般名：ヘパリン類似物質）
> ③ヘパリン類似物質ローション0.3％／スプレー0.3％（後発品）　　1日2回　乾燥する部位
> 　（一般名：ヘパリン類似物質）
> **[湿疹化した例]**
> 　・乳児
> ④ロコイドクリーム0.1％　　1日2回　痒いとき　痒い部位，荒れている部位
> 　（一般名：ヒドロコルチゾン酪酸エステル）
> 　・幼児
> ⑤リドメックスコーワクリーム0.3％　　1日2回　痒いとき　痒い部位，荒れている部位
> 　（一般名：プレドニゾロン吉草酸エステル酢酸エステル）

- 学童
  ⑥リンデロン-Vクリーム0.12%　　　　　1日2回　痒いとき　痒い部位，荒れ
  　（一般名：ベタメタゾン吉草酸エステル）　ている部位

  (それ以上の年齢)
  ⑦アンテベートクリーム0.05%　　1日2回　痒いとき　痒い部位，荒れている部位
  　（一般名：ベタメタゾン酪酸エステルプロピオン酸エステル）

> **Point!** 油性基剤（軟膏）は汗孔を閉塞させ汗疹を悪化させるおそれがあるためクリームやローションを用いるところが通常の湿疹と異なる点である。ただし，湿疹化が強い場合はクリームやローションが刺激になるので，どちらにすべきか迷う場合は，診察時に軟膏処置を試行して刺激感がないか確認をした後，しみるようなら軟膏の処方を検討する。

患者指導のポイント

1) 患者の多くは湿疹化した状態で受診するので，まずはしっかりと外用剤を使用することで速やかに湿疹を改善させる。
2) 汗疹は再発予防が重要である。汗によって肌が湿った状態が続き，乾いても塩分が残ることで刺激になる。
3) 汗はかいたままにしないようまめにシャワー浴をさせる。汗の塩分が落ちればよいので，毎回石けんを使う必要はない。
4) かいた汗は擦らずに拭き取るのがよいが，ただ拭くだけでは塩分が残るので，おしぼりのような濡れた布で拭いたり，汗を吸った肌着を交換したりするのも有効である。
5) 汗疹は夏季のみに生じるわけではない。高温多湿で汗が肌に残る条件を満たせば冬季でも発生する。近年，防寒用肌着が量販店でも広く販売され多用されるようになった。一部の製品は吸汗性に乏しく化学繊維が刺激になるようで，これにより冬季に汗疹となり来院する症例が増えた。（注：いわゆるヒートテック®のような化学繊維。一部ではヒートテック皮膚炎とよばれている）乳幼児の過度の厚着による発汗も冬季の汗疹の原因になりうる。
6) 湿疹化した部位から感染症を併発する可能性があることに注意する。子どもでは伝染性膿痂疹（とびひ），大人ではざ瘡（にきび）などが起こりうる。

症例 29 へのアプローチ

1) リンデロン-Vクリーム0.12%　　1日2回＋痒いとき随時　痒いところ　20g
   （一般名：ベタメタゾン吉草酸エステル）

処方コメント

　このようなびまん性に皮疹を生じるパターンは多量に発汗した状態で衣服との摩擦が繰り返されることで生じる。炎症は軽度であり瘙痒の訴えがなかったり，あっても軽度なケースもある。汗のケアが第一である。

症例 30 へのアプローチ

1) ヒルドイドローション0.3%　　1日2回　全体に先に塗る　50mL
   （一般名：ヘパリン類似物質）
2) リンデロン-V軟膏0.12%　　　1日2回，痒いとき　10g
   （一般名：ベタメタゾン吉草酸エステル）

処方コメント

　症例29に比べ，周囲に比べて間擦部の湿疹化が強い。瘙痒が強く，掻破でさらに悪化する。バリア機能の破綻した局面となっており，このような症例では敏感肌やアトピー性皮膚炎が基礎に存在することも多い。保湿の併用と，湿疹部には軟膏基剤のステロイドを使用させた。

症例 31 へのアプローチ

1) 処方なし

処方コメント

　通常の条件では起こりにくく，本症例は臥床している高齢者に発熱と発汗で生じたものである。痒みはなく蒸散で消退したり摩擦で潰れたりして改善する。原病の治療で自然治癒すると考える。

> **症例 32 へのアプローチ**
> 1) アンテベートクリーム0.05%　　1日2回，痒いとき　痒いところ　10g
>   (一般名：ベタメタゾン酪酸エステルプロピオン酸エステル)
>
> ---
>
> **処方コメント**
>   腋窩は湿度が高く，熱がこもりやすく摩擦の影響も受ける部位である。左右差がある場合，特に利き手側が悪い場合には球技などのスポーツや肉体労働の関与を疑う。丘疹周囲の炎症が強いため学童だがベリーストロングクラスのステロイドを処方した。

治療効果のみかた

1. 治療効果の確認
　汗疹は難しい疾患ではない。痒みが改善するまで治療，予防に努めれば十分であるが，繰り返す場合や二週間を超えても改善しない場合は治療方針の見直しが必要であったり，汗疹でない疾患である可能性もあるので再診するよう指示する。

2. こんなときは専門医へつなぎましょう
- 改善せず再診するような症例。
- 診断や治療の不安が払拭できない。

> **コラム**
> ### ありふれた疾患だからこそきちんと診断，治療を
> 　汗疹は汗をたくさんかくことでできるという前提条件があるため，患者さんの数はその年の気候にかなり左右されます。たとえばほとんど梅雨らしい日々がなく6月下旬からは30度を超える真夏日が続いた年には，市中の皮膚科クリニックでは汗疹の患者さんがとても多く来院されました。汗疹の患者さんだけで数十人という日もありました。一方で，普段勤務している急性期病院では紹介患者さんを主に診るため，難治・重症疾患が中心で汗疹を主訴に来院される患者さんを診る機会はほとんどありません。診断のつかない皮疹ということで院内の小児科から診療依頼のあった子どもさんを診たら汗疹だったということもあります。市中のクリニックと基幹病院では同じ診療科でも診る疾患の内訳はまったく異なります。基幹病院だけで勤務していると，ありふれた疾患を診断する機会が少なくなります。ありふれた疾患をきちんと診断してきちんと治療できることも大事なので，幅広い経験を積むよう心がけておくとよいと思います。

文　献
・石橋康正・編：皮膚科用語辞典．医薬ジャーナル社，2001

27 胼胝，鶏眼

胼胝と鶏眼は，以下のように定義されている。

胼胝と鶏眼の共通点
- やや隆起した黄白色で表面が粗造な角質増殖の著明な病変。
- 持続性の圧迫や摩擦が原因。
- 下床に骨があたる部分に多い。

胼胝
- 手掌や手指，足底，趾間が多いが，摩擦刺激を受けるならその他の部位にも生じる。
- 増殖した角質は真皮の方向には刺入しないので疼痛はないか，もしくは軽度であることが多い。

鶏眼
- 足底や趾間に生じる圧痛を伴う角化塊。
- 角化塊が円錐状に真皮深層に刺入し，圧迫による不快感や疼痛を生じる。

症例 33　右小趾球部の靴にあたる部位が硬くなり，少し痛い

立ち仕事が多い。右小趾球部の靴にあたる部位が硬くなってくる。はじめは痛くはなかったが硬くなってくると少し痛い。（中年，女性）

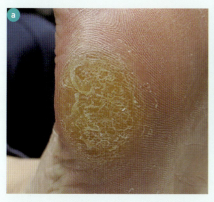
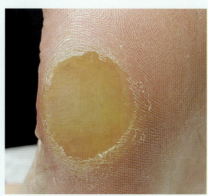

ⓐ **胼胝**：摩擦刺激を受けている小趾球部に生じた表面粗造で隆起する角質増殖の強い病変。削ってみると病変は正常皮膚と同レベルから隆起しており，真皮方向には刺入していない。

症例 34 両足底に小石を踏んでいるような痛み

脊椎脊髄疾患で入院。両足底にある角化性病変。「小石を常に踏んでいるような」痛みがある。（老齢，女性）

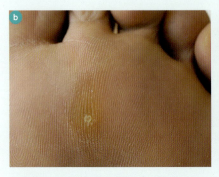
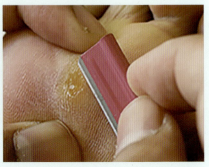

ⓑ **鶏眼**：これは小型の鶏眼の症例である。胼胝よりも密な角化塊が真皮方向に刺入している。胼胝の症状とそっくりな表面粗造な隆起性病変を呈することもよくある。視診では見分けがつかないことも多いが，少し削ってみると半透明〜白色の角化塊（俗に「芯」とも呼ぶ）がみられる。

症例 33　症例 34　へのアプローチは ➡ 205ページ参照

鑑別のポイント

胼胝と鶏眼の共通点
1) やや隆起した黄白色で表面が粗造な角質増殖が著明である。
2) 持続性の圧迫や摩擦が原因となる。
3) 下床に骨があたる部分にできやすい。

胼胝と鶏眼の相違点
1) 胼胝の増殖した角質は真皮の方向には刺入しないので疼痛はあまりなく，鶏眼の角化塊は円錐状に真皮深層に刺入するため圧迫による不快感や疼痛を生じる。
2) 胼胝は足底や趾間だけでなく手掌や手指など摩擦刺激を受ける部位に生じるが，鶏眼は足底や趾間に生じることが多い。
3) ただ観察しただけでは鑑別しづらいが，少し削ってみると鶏眼では半透明で密な角化塊が真皮方向に刺入しているのが観察できる（図1）。

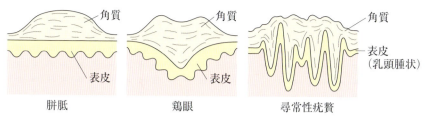

図1 胼胝, 鶏眼, 尋常性疣贅の違い

類似した疾患

c 尋常性疣贅

1) HPVによるウイルス感染症であり，過角化を伴う病変である点が似ている。
2) 組織学的に真皮乳頭が上方に突出しているため，点状出血や血管ループの発達がみられるのが鑑別点である。
3) 判断に迷う場合は少し削ってみて，点状出血斑がみられる場合は疣贅との鑑別を要する。
4) ただし，痛みを伴う鶏眼でも圧迫が反復することにより出血することもあり，最終的には下床の点状血管をみることで鑑別できる。ぎりぎりまで削ると疣贅の場合は出血することがある（液体窒素療法の効果を上げるため，疣贅でも削ることがある）。

d 点状掌蹠角化症

まれな疾患であり，手掌や足底に小型の角化性丘疹が多発することで胼胝や鶏眼，疣贅と類似することがあるが，点状出血や疼痛を欠くこと，家族歴があることなどから除外する。

e 足底表皮様嚢腫

1) 足底の隆起性病変でしばしば市中では胼胝と誤診されることが多いが，よく観察すると角化は軽度で皮下に硬い嚢腫性病変を触知する。視診だけでは見逃すことに注意。
2) HPVなどの関与による表皮様嚢腫で表面に疣贅を伴わないことも多い。超音波検査で病変を確認し，手術を検討する。

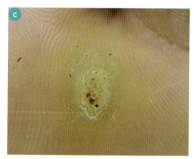

(1) 尋常性疣贅の典型例

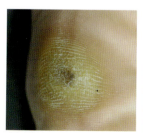

(2) 鶏眼，胼胝と紛らわしい例

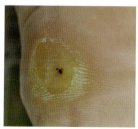

(3) (2) を削ったところ

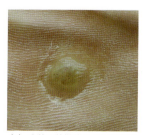

(4) 疣贅に特徴的な点状の血管

治療方針

処置と予防が第一である。胼胝，鶏眼ともにその成因は摩擦刺激である。特に鶏眼は靴と足の不適合，外反拇趾，歩き方，スポーツや立ち仕事などの反復刺激が原因となり痛みを生じることが多いため，繰り返す症例にはそれらの刺激が少なくなるよう，履物やフットケアなどの指導も行うようにする。

冬季など乾燥する時期には角質が磨耗しにくくなり，その分角化物が蓄積して足底は硬くなりやすい。一般に軽石などでこすることも行われているが，胼胝や鶏眼だけを擦るのであればいいが，周囲に刺激を加えると病変の周囲も刺激により過角化が起こることがあるため，極力かみそりやコーンカッターで鋭的に削るようにし，軽石などで鈍的に削る場合はその病変だけを削り，周囲を刺激しないように注意する必要がある。即効性はないが入浴時，ある程度ふやけた状態になってからタオルと石けんで毎回丁寧に洗うと少しずつ過角化は解消することができる。つまり足だけは風呂上りに洗うとよい。

▶ 胼胝

胼胝は摩擦刺激から皮膚を守るために形成される生理的な要素が大きいため，痛みがなければ処置を行う必要はない。また，スポーツや手仕事など，ある程度胼胝の形成を必要とするものもある。角化が強すぎるときには必要最小限だけ削ったり，広範囲な場合は角質溶解薬の外用をさせる。

▶ 鶏眼

「芯」となっている角化塊を核出する削り処置を行う。処置方法は以下に示すとおり大きく分けて2つある。

1. かみそりやコーンカッターによる削り

フラットなかみそりを用いて芯を削り出す。この際重要なのは，反対の手で病変を押し上げながら削り，フラットな刃で真皮方向に刺入している芯を削り出せるようにする。これをしないと痛みの原因となっている部分が十分に削り取れず，患者としては「消化不良」となる。また刃が滑ったときに自分の指を切らないよう，刃の行き先に指を置かないようにするか，拇指の爪でブロックし怪我しないようにする。刃がカーブしたコーンカッターなら芯の部分が削り出しやすくはなるが，器具が大きい分視野が失われるため筆者はかみそりを推奨する。

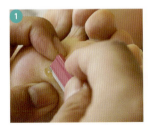
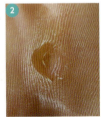

2. 有鉤鑷子・眼科クーパーを用いた削り

はじめにかみそりで表面の粗造な部分を削る。すると半透明〜白色の角化塊が見えるのでその周囲を反対の手で押し出しながら眼科クーパーを用いて全周に切り込む。その後角化塊を有鉤鑷子でつまみ，引っ張り出しながら下床の残りの病変をクーパーで切り出しして核出する。

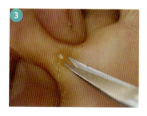
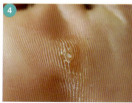
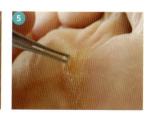

▶ 予防（図2）

加齢とともにクッションとなる足底の軟部組織は薄くなるため，骨が当たりやすくなることで鶏眼はできやすくなる。

鶏眼を予防する前述のフットケアのほか，「うおのめパッド」も有効である。パッドには二種類あり，硬くなった角化塊を浸軟させるサリチル酸の膏薬（スピール膏）の付いた「治療用」と中空でクッション性のある「予防用」である。治療用パッドは何らかの理由で削り処置が十分行えない際の補助として用いる。病変に数日貼布して浸軟した角化塊をかみそりや爪切りの角，剪刀などを用いて除去する。十分軟化していれば爪で掻き出しても除去できる。角化塊を除去しなくてはならないので，貼るだけでは意味がない。予防用パッドは角化塊がある状態では意味がなく痛みも取れない。削り処置を完了した後，再発予防に貼れば有効である。

削り処置，予防処置に使用するツール類を紹介しておく。余談だが今回，これらはあえて百円均一の販売店でそろえている。高価なツールも売られているがコツを押さえれば百円の物でも十分である。

💊 くすりはこう使う！

▶ スピール膏を貼る大きさ

処方できる医家用スピール膏はシート状になっており，病変の大きさにあわせて切って貼る必要がある。大きく貼りすぎると周囲の正常皮膚が浸軟し，かえって痛みが取れない。また，足底のことが多いので歩いているうちにズレてしまうことが多いので

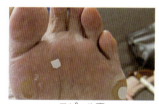

スピール膏

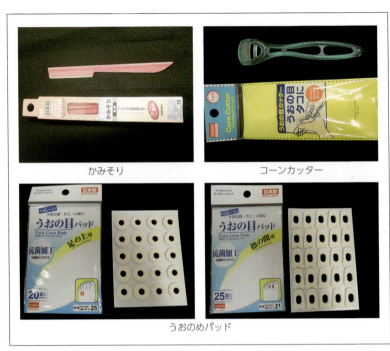

図2 削り処置，予防処置に使用するツール

粘着性の強いテープを二重に貼って固定する．その際にテープは外側をやや大きく重ね貼りすることで膏薬がずれるのを予防することができる．使いやすさという点では膏薬と固定テープが一体になって病変に合わせて貼ることのできる市販品のほうが優れている．

▶ 5〜10％サリチル酸ワセリン，10〜20％尿素軟膏

効果は限定的ではあるが，病変の角化物を溶解させ多少の予防効果がある．足全体が角化傾向にある症例には処方を検討してもよい．

患者指導のポイント

1) 胼胝や鶏眼ができる部位には慢性的な刺激がある。それを除去することが重要。
2) 患部だけでなくその周囲を観察することで，普段どのような摩擦刺激を受けているか理解する。
3) サイズのあったクッション性のある靴を選ぶ。
4) 繰り返しやすい症例ではヒールの高い靴をなるべく履かないようにする。
5) スポーツ，趣味に関連する場合は過度の刺激を避ける。
6) 軽石などで周囲まで刺激を加えるとかえって角化が強くなるときがある。必要なところだけ削ること。
7) 鶏眼が痛くなってからは我慢せず処置を行うこと。痛いままにすると深くなり繰り返しやすくなる。
8) スピール膏は病変ぎりぎりにあわせて貼ること。大きく貼ってはいけない。
9) 自分で削り処置を行いたい場合は担当医にコツを教えてもらうこと。

> **症例 33，症例 34 へのアプローチ**
> 胼胝，鶏眼は処置がメインの疾患なので通常は処方なし。
>
> **処方コメント**
> **症例 33 胼胝**
> 初回のみ削り処置。胼胝であることを説明し，靴の選び方などの予防方法，痛みが生じた場合に処置が必要なことについて説明。
>
> **症例 34 鶏眼**
> 鶏眼が大きくなり痛みが出現してから処置に来ると慢性炎症のため触るだけで痛みを訴えることがある。削り処置。足底中央に生じているため，靴の幅が合っているか確認。クッション性のよい靴を履くよう指導し，繰り返す場合は再度削るか，スピール膏による処置を指示する。

治療効果のみかた

1. 治療効果の確認
▶ 胼胝
- 疼痛がなければ経過観察でよい。
- 過度の角化を繰り返すときには摩擦刺激を除去する。

▶ **鶏眼**
- 痛みが出てすぐ処置を繰り返していれば完治する症例も一定数いる。
- 繰り返す場合には痛みが出た時点で処置を行う。

2. こんなときは専門医へつなぎましょう
- 適切な処置を行えば，約1カ月は疼痛を緩和できる。
- 削り処置，スピール膏で処置を行っても頻繁に痛みが出る場合。

> **コラム**
> ### 鶏眼の削り方
> 　鶏眼の削り方は皮膚科医が最初に覚える手技の一つです。筆者は研修医時代に二人の先生（今はお二人とも大学で教授を務められています）から教わった手技が今でも軸になっています。それらの方法は本稿で紹介した方法ですが，普段はかみそりを主に使い，小さく深い角化塊のときや，患者さんの痛みの訴えが強いときは有鉤鑷子＋クーパー，というように自分なりに各々の方法を使い分けています。紹介した方法だけがすべてではなく，他にも良い方法があるかもしれません。手技というのは何でもそういうもので，いろいろな方法を参考にしながら必要なアウトプットを自分なりに理解し，そのためのアプローチをどうするか自分なりのベストの方法を作っていくことが大事だと思います。鶏眼をうまく削り除痛できた患者さんの喜びは見ていても劇的です。「今までの先生たちと全然違う！」と言われることもあります。痛みが十分取れたか，それがどれぐらいの期間もったかなど，結果もしっかりフィードバックしていくことがうまく鶏眼を削れる，ひいては手技の上手な皮膚科医になる近道ではないかと思います。

28 手足口病

- 乳幼児や小児に多い。最近では成人になっての発症も少なくない。
- 夏季に流行する。
- 原因ウイルスは，エンテロウイルス（entero virus；EV）71型やコクサッキーウイルス（coxsackie virus；CV），エコーウイルス（echo virus）などがある。
- 感染経路は，経口的に手指を介して糞便や唾液などから感染する。飛沫による経気道感染もある。
- 水疱を伴う紅斑や丘疹が掌蹠，口囲・口腔内，臀部，膝などを好発部位とし出現する。
- 近年，CV-A6による流行がみられるようになった。その症状は上記の好発部位以外にも広範囲に皮疹が出現することがある。また感染後1カ月ほどして爪の脱落や変形を生じることがある[1),2)]。
- 疼痛が強い場合に小児や乳児では歩行困難になったり，口腔内のびらんや潰瘍により経口摂取が不良になったりすることがある。

症例35 2日前より痛みを伴う皮疹が手掌や足趾に出現

初診4日前から鼻汁や咳嗽，発熱を認めた。その後，2日前より痛みを伴う皮疹が手掌や足趾，臀部を中心に出現し，徐々に拡大傾向となったため受診した。（2歳，男児）

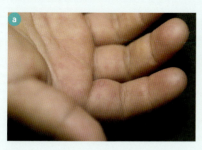
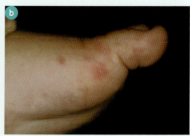

ⓐ 手掌：長軸が皮溝方向に一致する楕円形の小水疱を認める。
ⓑ 足趾：紅暈を伴う小水疱が散在している。

〔写真提供：のざきヒフ科クリニック　野崎 昭氏〕

症例35へのアプローチは ➡ 210ページ参照

鑑別のポイント

1) 通常，特徴的な臨床症状（口腔内，掌蹠に丘疹，小水疱など）が診断の根拠となる。
2) 発熱や消化器症状とともに皮疹が出現する。掌蹠では長軸が皮溝方向に一致する数mm大の楕円形の小水疱を呈する。他の部位では類円形の水疱や紅斑を生じる。
3) 口腔内の水疱は痛みを伴うことがある。
4) CV-A6が原因の場合は広範囲に皮疹を生じ，単純ヘルペスや水痘と鑑別を要する。
5) 家族内や地域でのウイルス感染の流行状況を聴取する。

類似した疾患

c 水痘
全身に紅暈を伴う小水疱が多発する。皮疹は頭皮にも及ぶ。

d 単純ヘルペス（83ページ参照）
口囲や陰部に紅暈を伴う小水疱が多発する。基本的に1箇所に限局する。

e 多形滲出性紅斑（231ページ参照）
手足口病の掌蹠の紅斑が多形滲出性紅斑様になる場合がある。他部位の皮膚症状，特徴的な小水疱を生じる点が鑑別となるが，症状が掌蹠のみの場合は発熱の経過や周囲の同症状の有無などの情報が診断に有用となる。

f 血管炎
多形滲出性紅斑と同様に症状が掌蹠のみの場合は鑑別が必要となる。発熱の経過や周囲の同症状の有無などの情報が診断に有用となる。

治療方針

自然治癒する疾患であるため，基本的に特別な治療は必要としない。皮疹が痂皮化，落屑化する過程で乾燥や瘙痒を伴う場合には保湿剤や抗ヒスタミン薬を使用する。また痛みが強い場合には鎮痛薬を使用する。

本症は基本的に軽症で予後良好な疾患であるが，EV-71感染ではまれに髄膜炎や脳炎などの中枢神経障害を合併することがあるため全身症状に注意する。

くすりはこう使う！

1. 外用剤の使い方

▶ 保湿剤
- 痛みや掻破行動からの皮膚保護のため保湿剤を使用する。

> **処方例**
> ①ヒルドイドソフト軟膏0.3%　　1日1〜2回　塗布
> 　（一般名：ヘパリン類似物質）
> ②白色ワセリン　　　　　　　　1日1〜2回　塗布
> 　（一般名：白色ワセリン）

- びらんが生じた場合は保護，二次感染予防のため下記のような外用を使用し，ガーゼ保護を必要とする場合がある．

> **処方例**
> ①白色ワセリン　　　　　　　　1日1〜2回　塗布
> 　（一般名：白色ワセリン）
> ②アズノール軟膏0.033%　　　　1日1〜2回　塗布
> 　（一般名：ジメチルイソプロピルアズレン）
> ③亜鉛華軟膏　　　　　　　　　1日1〜2回　塗布
> 　（一般名：亜鉛華）

Point！ 皮疹は痒みや疼痛を伴うことがある．搔破により水疱からびらんを生じた場合は，清潔を保ち，二次感染予防のために刺激のない軟膏を使用し保護する．

2. 内服薬の使い方

痒みや疼痛を生じた場合は内服薬を使用する．

▶ 抗アレルギー薬

> **処方例**
> ①ザイザル錠5mg　　　　　　　1回1錠　1日1回　就寝前　7日分
> 　（一般名：レボセチリジン塩酸塩）
> ②アレグラ錠60mg　　　　　　　1回1錠　1日2回　朝，夕　食後　7日分
> 　（一般名：フェキソフェナジン塩酸塩）
> 　　　　　　　　　　　　　　　　　　　　　　　　　　　　　　　など

28. 手足口病

▶ **解熱鎮痛薬**

> 処方例
> ①カロナール錠300　1回1錠　疼痛時
> 　（一般名：アセトアミノフェン）

Point！　上記は成人量であり小児へ処方する場合は添付文書を参照されたい。

患者指導のポイント

1) 感染力が強く，咽頭からのウイルス排泄は数週間，糞便からは約1カ月ともなる。周囲への感染予防のため，マスクの使用や手洗いを徹底する。
2) 5類感染症定点把握疾患に定められている。
3) 現在，学校伝染病の1〜3類には含まれていない。主症状から回復した後も長期にわたりウイルスが排泄されるため，急性期のみ登校登園停止を行っても効果はあまり期待できないと考えられている[3]。
4) 皮疹が改善した後，しばらくしてから爪が脱落したり変形したりすることがある。
5) 頭痛や吐き気を生じた場合は速やかに医療機関を受診する。

症例 35 へのアプローチ

1) 白色ワセリン　　1日1〜2回　塗布　100g
　（一般名：白色ワセリン）　　びらん，乾燥しているところ
2) 亜鉛華軟膏　　1日1〜2回　塗布　100g
　（一般名：亜鉛華）　　赤いところ

処方コメント

今回は一部炎症所見が強く，びらんを伴っていたことから保護目的に外用剤を使用した。皮疹が痂皮化していく過程でも刺激感や瘙痒を生じる場合があるため保湿剤を使用する。

治療効果のみかた

1. 治療効果の確認
- 皮膚症状は通常1週間程度で改善する。
- 炎症が落ち着いてもしばらく傷跡に保湿剤を使用したほうが痕が残りにくい。

2. こんなときは専門医へつなぎましょう
- 皮疹の範囲が広範囲。
- 口腔内の痛みなどで食欲不振を生じた。
- 経過が典型的ではない。

コラム

手足口病は成人にも感染する

　手足口病は子どもの病気というイメージが強いかもしれませんが，成人への感染もよく起こります。また，成人のほうが子どもより症状が重症化する場合も多く，注意が必要です。手足口病は感染力が強いため，子どもから感染する場合もあります。糞便や唾液からのウイルスによる飛沫感染や接触感染が主な感染経路となるため，おむつ変え後の手洗いやマスクの使用，うがいなどが予防に有効で，家族間での感染拡大予防のためにも気をつけましょう。

　手足口病には特効薬がないため対症療法となりますが，前述したように，掌蹠の皮疹が痛む場合には鎮痛薬が有効であることもあります。口腔内の病変の痛みのため，経口摂取ができず脱水を生じることもあるため注意が必要です。食事は刺激が少なく，あまり噛まずに飲み込めるものを選びましょう。

文　献
1) 藤山幹子, 他：手足口病. エンテロウイルス感染症. 小児科診療, 78：1625-1627, 2015
2) 藤山幹子：手足口病. 皮膚科の臨床, 57：632-635, 2015
3) 国立感染症研究所：手足口病とは（https://www.niid.go.jp/niid/ja/encycropedia/392-encyclopedia/441-hfmd.html）

29 虫さされ

- 虫さされとは，ハエや蚊，ブユ，ヌカカ，アブ，トコジラミ，ノミ，ダニなどの吸血する虫による皮膚炎，またはハチやアリ，ムカデ，クモなどの刺咬する虫による皮膚炎の総称である。
- 皮膚に侵入した唾液や有害物質に対するアレルギー反応，もしくは有害物質の化学的刺激による刺激性炎症反応によって生じる[1]。
- 顔面や四肢などの露出部に好発する。
- 皮疹の分布が左右非対称で偏在する傾向がある。
- 症状は，年齢や感作の状態によっても異なるが，刺咬直後から出現し1～2時間で軽快する瘙痒を伴う紅斑や膨疹を生じる即時型反応と，刺咬後1～2日で瘙痒を伴う紅斑や丘疹，水疱を生じる遅延型反応がみられる[2]。

症例 36 昨日の夕方から赤く腫れ，痒みが持続

昨日夕方の帰宅途中に左肘に痒みを自覚した。左肘は一箇所赤く腫れていた。腫れは少し治まったが，痒みが持続するため受診した。（33歳，女性）

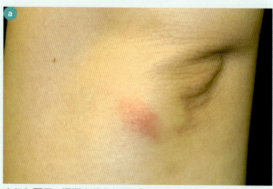

ⓐ 左肘を虫にさされた翌日。浸潤を伴う紅斑がみられる。

症例 36 へのアプローチは ➡ 216ページ参照

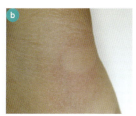
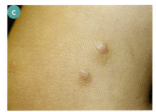

ⓑ 右手背を蚊にさされた30分後。即時型反応の膨疹がみられる。（2歳，女児）

ⓒ 左膝を蚊にさされた2カ月後。軽度の角化を伴う紅褐色丘疹（痒疹結節）がみられる。（1歳，女児）

鑑別のポイント

1) 蚊などの吸血性節足動物による皮膚炎の場合は，露出部に瘙痒感を伴う膨疹や紅斑が出現し，瘙痒感ではじめて気づくことが多い。
2) 刺咬の瞬間に激しい疼痛を伴うハチやムカデの場合は，その場で虫の同定ができることが多い[1]。
3) 虫さされは基本的に露出部に生じることが多いが，例外としてイエダニは下腹部や腋窩や腰部，大腿内側などの皮膚の柔らかい部分を好んで吸血する[1]。
4) 虫の種類によって好発部位や被害を受けやすい場所や時期，時間帯が異なるため，皮疹分布の観察と詳細な病歴の確認が必要である[1]。

類似した疾患

ⓓ 蕁麻疹（64ページ参照）
短時間（24時間以内，多くは数時間）で消失する。消失後は痕跡を残さない。

ⓔ 中毒疹
個疹はさまざまな形態をとりうるが，左右対称性に分布する。

ⓕ 伝染性膿痂疹（128ページ参照）
乳幼児に好発。とびひ（飛び火）といわれるように，初発の発疹から次々と周囲の皮膚や他部位に水疱が新生する。水疱やびらん，痂皮が混在することが多い。小外傷や湿疹，虫さされなどがベースとなる。

ⓖ 水痘
発熱や倦怠感を伴うことが多い。頭皮や口腔内にも皮疹を生じる。個疹は紅斑→丘疹→水疱→膿疱→痂皮と変化するが，新しい皮疹が続々と出現するため，新旧の皮疹が混在する。

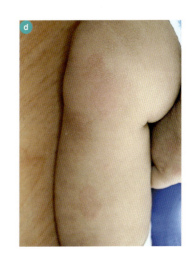

ⓗ 帯状疱疹（87ページ参照）
片側性に認められる。一定の神経支配領域に一致した帯状もしくは集簇性の水疱が出現する。皮疹出現の数日前から疼痛や知覚異常を伴うことが多い。

29. 虫さされ 213

❗ 水疱性類天疱瘡

高齢者に発症することが多い。全身性に瘙痒を伴う浮腫性紅斑と大小の緊満性水疱が出現する。

治療方針

　基本的にステロイド外用剤を用いる。瘙痒感が強い場合には抗ヒスタミン薬の内服，腫脹などの炎症反応が強い場合にはステロイドの内服薬の併用を考慮する。

　ハチやムカデなどの刺咬の場合，過去の刺咬ですでに感作されているとアナフィラキシーショックを起こすことがあるので，蕁麻疹や呼吸器症状，循環器症状，消化器症状の出現に注意が必要である。アナフィラキシーショックを生じた場合には，速やかにアドレナリンの筋肉注射，静脈路確保，対応可能な医療機関への搬送が必要となる。

くすりはこう使う！

1. 外用剤の使い方

▶ ステロイド

- 強めのステロイド（ベリーストロング）を1日2回，数日間外用する。
- 乳幼児や使用部位によっては，ステロイドのランクを下げる。

> **処方例**
>
> [体幹・四肢]
> ① アンテベート軟膏 0.05%　　1日2回　朝，入浴後　塗布
> 　（一般名：ベタメタゾン酪酸エステルプロピオン酸エステル）……………成人
> ② リンデロン-V軟膏 0.12%　　1日2回　朝，入浴後　塗布
> 　（一般名：ベタメタゾン吉草酸エステル）………………………………………乳幼児
>
> [顔面・頸部]
> ③ リンデロン-V軟膏 0.12%　　1日2回　朝，入浴後　塗布
> 　（一般名：ベタメタゾン吉草酸エステル）………………成人（中等度〜重度）
> ④ ロコイド軟膏 0.1%　　　　　1日2回　朝，入浴後　塗布
> 　（一般名：ヒドロコルチゾン酪酸エステル）………………乳幼児，成人（軽度）

> **Point!** 顔面の皮膚は薄いため，ステロイド外用剤の副作用（皮膚の菲薄化，毛細血管拡張，ざ瘡など）が出現しやすいことを考慮して，アトピー性皮膚炎や脂漏性皮膚炎などの慢性疾患ではミディアムクラスまでのステロイドを処方することが多いが，虫さされの場合には短期間の外用で軽快するため，ストロングクラスの外用剤を用いてもよい。ただし，長期間の外用をしないように患者への指導が必要である。

2. 内服薬の使い方

▶ 抗ヒスタミン薬（抗アレルギー薬）

痒みが強い場合には抗ヒスタミン薬を併用する。

処方例
① アレグラ錠60mg　　1回1錠　1日2回　朝，夕 食後　4日分
　（一般名：フェキソフェナジン塩酸塩）
② タリオン錠10mg　　1回1錠　1日2回　朝，夕 食後　4日分
　（一般名：ベポタスチンベシル酸塩）
・腫脹が強い場合には内服のステロイドを併用する。
③ プレドニン錠5mg　　1回1錠　1日3回　毎食後　3日分
　（一般名：プレドニゾロン）

> **Point!** 軽症の虫さされでは内服薬は必須ではない。掻破してしまうと蜂窩織炎や伝染性膿痂疹など細菌の二次感染を来してしまうことがあるので，痒みがつらい場合や掻いてしまう場合には抗ヒスタミン薬の内服を検討する。ブユ，アブなどの刺症の場合は強く腫れることがあり，その場合は2〜3日間，抗ヒスタミン薬とステロイドの内服薬を併用する。

患者指導のポイント

1) 掻破しないように爪を短く切っておく。
2) 細菌の二次感染により伝染性膿痂疹や蜂窩織炎，リンパ管炎などが続発することがあるので，シャワーや石けんなどで皮膚を清潔に保つようにする。
3) 室内での虫さされ予防としては，虫の侵入を防ぐために網戸を常に閉めておく。
4) 外出時には長袖や長ズボンで露出を減らし，露出部位には虫除け剤を使用する。

> **症例 36 へのアプローチ**
>
> 1) アンテベート軟膏0.05％　　1日2回　腕の赤いところ　塗布　5g
> 　　（一般名：ベタメタゾン酪酸エステルプロピオン酸エステル）
>
> ---
>
> 🖐 **処方コメント**
>
> 　基本的な治療はステロイド外用剤である．成人の上肢でありステロイドの副作用を来しにくい部位であるので，ベリーストロングクラスのステロイドを選択した．本症例での痒みは軽度であったため，抗ヒスタミン薬は処方せず外用剤のみとした．赤みが引いて痒みがなくなるまで継続的に外用する．赤みが拡大したり，疼痛が出現する場合には二次感染を来している可能性があり，外用を中止して再診してもらう．

治療効果のみかた

1．治療効果の確認
- 赤みが引き，痒みがなくなるまで数日間外用する．

2．こんなときは専門医へつなぎましょう．
- 良好な治療効果が得られずに皮疹が拡大する場合は，別の疾患である可能性がある．または，虫さされによる掻破により伝染性膿痂疹や自家感作性皮膚炎を続発している可能性がある．
- 虫さされ部位の腫れが引かずに疼痛を伴う場合には，細菌の二次感染により蜂窩織炎やリンパ管炎などを併発している可能性がある．特に糖尿病のある患者では重症化しやすいので，注意が必要である．
- 虫さされ部位が痒疹結節になってしまった場合．特にブユ刺症に多いが，慢性的に掻破することにより，痒疹結節となることがある．難治であり，ステロイドの貼付剤や局所注射剤などの治療を行うことがある．

> **コラム**
> ### 虫よけ剤の有効成分について
> 　近年，デング熱やジカ熱といった蚊媒介感染症や，重症熱性血小板減少症候群などのマダニ媒介感染症などが大きな問題となっています。屋外で活動する際には，これらの節足動物媒介感染症を防ぐ意味でも，衣服での物理的な防御と虫よけ剤の併用が推奨されます。
> 　虫よけ剤として有効性が証明されている成分には「ディート」と「イカリジン」があります。ディートは世界中で最も広く使われている副作用の少ない，安全性の高い薬剤で，米国では生後2カ月から成人と同様に有効成分含有量30％までの製品の使用が許可されています。これまでわが国では，ディートは12％までしか認可されていませんでしたが，世界的なジカ熱の流行を受けて2016年に30％製剤の登録が承認されました。わが国ではディート30％製剤は12歳未満には使用できません。従来の12％までの製剤は生後6カ月以降であれば使用できますが，12歳未満には使用回数の制限があります。2015年わが国においてイカリジン製剤が発売され，2016年にはイカリジン15％の高濃度製剤が承認，発売されました。イカリジンは胡椒に含まれるピペリジンという成分の誘導体で，無味無臭で安全性の高い成分です[3]。イカリジンの使用に年齢制限はありません。

文　献
1) 夏秋優：虫 Dr. 夏秋の臨床図鑑と皮膚炎．学研メディカル秀潤社，2013
2) 夏秋優：カ類および双翅類刺咬性昆虫による皮膚炎．最新皮膚科学大系16（玉置邦彦，他・編）．中山書店，：pp6〜9，2003
3) 久住英二：虫よけ剤の活用．小児内科，49：818-820，2017

30 悪性黒色腫（メラノーマ）

- 主に皮膚に生じる悪性腫瘍で，表皮内のメラノサイトを起源とする。
- メラニン色素を反映した黒色斑または結節が臨床像の特徴である。先天性母斑から生じることもある。
- 経時的な変化の有無やABCDEルール[1]による特徴抽出，ダーモスコピー所見などが診断上役立つことが知られている。
- 日本人の悪性黒色腫の罹患頻度は10万人あたり1～2人[2]であり，白色人種と比して1/15～1/20ほどである。
- 末端黒子型とよばれ，手掌や足底に生じる病型の割合が全体の半数を占めていることも，日本人の悪性黒色腫の特徴の一つである。
- 患者の主訴としては，「黒子のがんが心配」，「家族に指摘されて」，「黒子から出血した」など，さまざまであるが，自覚症状を欠くことがほとんどである。
- 本疾患がメディアなどで取り上げられることがあり，それをきっかけに皮膚科を受診することがある。

症例37 右下腿後面の黒色斑。約2カ月前より急に拡大して出血

数年前より右下腿後面の黒色斑に気づいていた。徐々に拡大したが，自覚症状がないため放置していた。初診の約2カ月前より急に拡大し，出血するようになったため来院した。（56歳，男性）

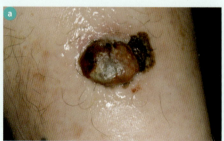

ⓐ 右下腿に易出血性の腫瘤がみられる。

症例37 へのアプローチは ➡ 221ページ参照

鑑別のポイント

1) 右下腿に2cmほどの赤色腫瘤があり，表層はびらんを呈していた．
2) 腫瘤の周囲に黒色斑あり，不整形で色の濃淡あり，かつ対称性を欠いている．
3) 腫瘤部の病理組織では，ほぼ腫瘍性病変で占められており，核小体が明瞭な異型細胞がびまん性に浸潤・増殖している．
4) メラニン色素を散見し，免疫組織化学では腫瘍細胞にS-100タンパク，HMB-45，Melan-Aが陽性である．

類似した疾患

ⓑ 先天性母斑
形は不整であるが，生まれつきあり，色も均一である．

ⓒ スピッツ母斑
急に増大するが，1cmほどの大きさで，点対称に近い形である．

ⓓ 血管拡張性肉芽腫
表層はびらんを呈するが，周囲に色素斑がない．

ⓔ エクリン汗孔腫
黒色を呈することがあるが，過角化が目立ち，境界も明瞭である．

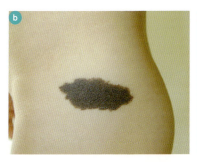
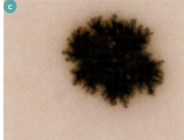
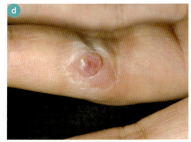
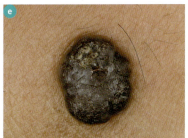

治療方針

病期Ⅰ～Ⅲにおいては外科的治療。病期Ⅳと一部の病期Ⅲにおいては薬物療法が基本となる。外科治療としては，原発巣切除（腫瘍の厚さによって，マージンは0.5～2cmに設定する）[3]と所属リンパ節郭清がある。その他，病期決定のためのセンチネルリンパ節生検がある。薬物療法においては，根治的な切除ができない病期Ⅲおよび病期Ⅳに対して，免疫チェックポイント阻害薬または小分子化合物（BRAF阻害薬＋MEK阻害薬）が用いられる（図1）。また，これらの薬物による病期Ⅲのリンパ節郭清後の補助療法も行われる。

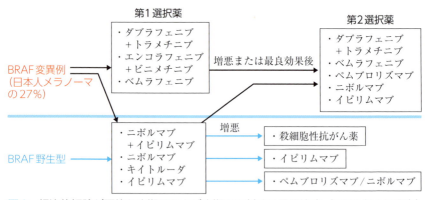

図1 根治的切除が不能な病期Ⅲおよび病期Ⅳに対する承認治療（2019年4月現在）

くすりはこう使う！

1. 内服薬の使い方

- BRAF変異例に対して，BRAF阻害薬とMEK阻害薬の併用療法を行う。

処方例

① タフィンラーカプセル75mg　　1回2カプセル　1日2回　12時間おき　空腹時
（一般名：ダブラフェニブメシル酸塩）
② メキニスト錠2mg　　　　　　1回1錠　1日1回　空腹時
（一般名：トラメチニブ ジメチルスルホキシド付加物）

Point！ 開始から1カ月間は，週に1回の通院と血液検査を行う。有害事象が発生した場合には，適正使用ガイドに沿って適切に休薬または減量などを行う。

2. 点滴治療薬の使い方

- 免疫チェックポイント阻害薬による併用療法を行う。

> **処方例**
> ①オプジーボ点滴静注（80mg/body＋生理食塩水100mL）　　30分かけて点滴
> 〔一般名：ニボルマブ（遺伝子組換え）〕
> ②ヤーボイ点滴静注液50mg（3mg/kg＋生理食塩水100mL）　　90分かけて点滴
> 〔一般名：イピリムマブ（遺伝子組換え）〕

Point！ オプジーボ投与終了からヤーボイ投与開始までに30分以上あける。3週間ごとに繰り返し，最大4サイクルまで行う。

患者指導のポイント

1) 内服治療中，点滴治療中は日誌をつけて患者自身の体調を把握するようにする。
2) 他院にかかるときには，医師に治療内容を伝える。
3) 副作用が出た場合には，症状が治まったとしても，次回の受診時に伝える。

> **症例37 へのアプローチ**
> 1) キイトルーダ点滴静注（200mg＋生理食塩水100mL）　　30分かけて点滴
> 〔一般名：ペムブロリズマブ（遺伝子組換え）製剤〕　　3週間おき
>
> **処方コメント**
> 増悪または忍容できない有害事象が生じるまで治療を継続する。
> **症例37** では，右下腿の原発巣の拡大切除および右鼠径リンパ節，右外腸骨リンパ節の郭清術から約1年後に，右大腿内側に皮下結節を複数生じた。In-transit転移であり，根治的切除が不能であると判断し，ペムブロリズマブによる薬物療法を行った。

治療効果のみかた

1. 治療効果の確認
- 手術部位または病変部の診察に加え，超音波やCT，MRIによる画像検査を行う。
- 手術後の検査の頻度は，徐々に診察と検査の間隔を広げ，最低でも5年程度フォローアップする。
- 進行期の治療中は，2～3カ月おきのCT検査などで治療効果の確認をする。
- 免疫チェックポイント阻害薬による治療中は，来院時のモニタリングとして身体所見や血液検査の異常の抽出が大切である。
- 小分子化合物であるダブラフェニブ（タフィンラー®カプセル），トラメチニブ（メニキスト®錠）に関しては，発熱や肝障害などに注意が必要であり，投与開始から1～2カ月は毎週～隔週でのモニタリングが大切である。

2. こんなときは専門医へつなぎましょう
- 臨床的に悪性黒色腫が疑われる。
- 生検や切除の結果として悪性黒色腫の確定診断がなされた。
- 良好な治療効果が得られない。

コラム

悪性黒色腫を生検することは禁忌？

　悪性黒色腫の生検は，腫瘍細胞を播種させるおそれがあるため禁忌とする見解が多数を占めていた時代がありました。その頃には医師国家試験の問題にも出題されていました。しかし，実際には生検を禁忌とするだけの根拠はなく，現在では診療現場では部分生検も行われています。病変の大きさや部位によって推奨される方法は異なるものの，全切除生検が可能な場合には全切除（1～3mmマージン）を行い，それができない場合に部分生検を行います。いずれにしろ早めに正しく病理診断されることが重要です。

文　献
1) Abbasi NR, et al：Early diagnosis of cutaneous melanoma：revisiting the ABCD criteria. JAMA, 292：2771-2776, 2004
2) 斎田俊明，他・編：1冊でわかる皮膚がん．文光堂，2011
3) NCCN guidelines：Melanoma version2, 2019

31 蜂窩織炎

- 蜂窩織炎は，真皮深層から皮下組織にまで及ぶ急性あるいは慢性のびまん性化膿性炎症と定義され[1]，主に黄色ブドウ球菌と溶連菌が原因菌となる。
- 皮膚科の緊急入院患者として頻度が多く，好発部位は四肢である。
- 皮膚の発赤や腫脹，圧痛で急性に発症し，しばしば発熱を伴う。
- 外傷や動物咬傷，虫刺などの創傷に続発して生じる，原発性リンパ浮腫や術後に生じる続発性リンパ浮腫に再発を繰り返す，足白癬の侵入経路が疑われるなどの症例がある。
- 蜂窩織炎のリスクファクターとして，肥満や足白癬，過去の整形外科的外傷歴（骨折，捻挫，靱帯・腱損傷），蜂窩織炎の既往があげられている[2]。

症例38 下肢リンパ浮腫に合併した蜂窩織炎

56歳時に子宮がん術後，右下肢リンパ浮腫を発症し，当院血管外科に通院していた。2年前に右下肢蜂窩織炎の既往あり。初診の4日前より右下肢の発赤，浮腫を自覚，持参の抗菌薬を1日分内服するも改善がみられないため当科を受診した。入院時，発熱はないものの，右下肢全体に腫脹，発赤，熱感を認め，WBC：8,640/mm^3，CRP：18.98mg/dLと上昇していたため入院のうえ抗菌薬点滴加療を開始した。(85歳，女性)

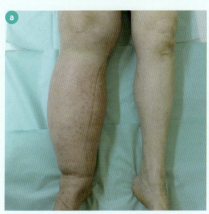

ⓐ 右下肢リンパ浮腫に合併した蜂窩織炎

症例39　左足背に腫脹や疼痛が出現，一部に水疱と紫斑を認めた

初診の9日前より左足背に腫脹，疼痛が出現。7日前より近医でオーグメンチン®，パセトシン®を7日間，プレドニゾロン®を3日間処方。1日前にロセフィン®の点滴行うも改善なく，当科紹介受診となる。初診時左足背全体に発赤，腫脹があり，一部に水疱，紫斑を認めた。また趾間に浸軟あり足白癬の合併が疑われた。以前より耐糖能異常が指摘されていたが，生活指導のみ行われていた。血液検査ではWBC：8,110/mm^3，CRP：8.4mg/dL，BS：153mg/dL，HbA1c：6.8%，凝固FDP：7.2μg/mL，D-Dimer：2.1μg/mL。即日入院のうえ，抗菌薬点滴加療を開始した。(78歳，男性)

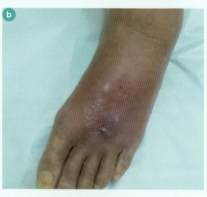

ⓑ 左足背に生じた蜂窩織炎

症例38 症例39 へのアプローチは
→ 229ページ参照

Q 鑑別のポイント

1) 1〜数日間で急速に増悪する1肢のびまん性の紅斑で，浮腫や熱感，疼痛を伴う。
2) ときに患部に連続して，線状のリンパ管炎を伴うことがある（ⓒ）。
3) 所属リンパ節の腫脹や疼痛があれば，感染症が疑われるので，静脈血栓症や痛風などとの鑑別点となる。
4) 外傷や足白癬などの部位を中心に紅斑の拡大があれば診断は困難ではない。
5) 婦人科や乳腺外科の手術歴のある患

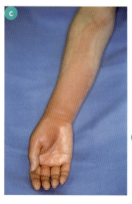

ⓒ 右母指球部ネコ咬傷後に発症した蜂窩織炎。リンパ管炎を伴っている。

者，先天性の要因で慢性リンパ浮腫を有する患者では，再発を繰り返し，明らかな誘因を認めず，発症も突然であることが多い．
6) 採血データ上，白血球数と好中球分画の上昇，通常はCRP高値を伴う．
7) ときに紫斑や膿疱，水疱を伴うことがあるが，症状が重篤であったり，血液データが著明に悪化している場合では，重症軟部組織感染症を可及的早期に鑑別する必要がある．

類似した疾患

d 丹毒
溶連菌が原因菌で顔面や耳介，頭部に好発する有痛性紅斑であるが，ときに下肢発症例もある．蜂窩織炎よりも病変が浅在性であるため，紅斑の境界は比較的明瞭で，接触痛がより強い．血液検査上，ASOやASKの変動，高値を伴う．なお溶連菌性の蜂窩織炎では病変上に発症3〜9日後に生じる紫斑が特徴的とされる[2]．

e 虫さされ（212ページ参照）
発赤や腫脹が限局性，多発性で痒みを伴うことが多い．発赤が広範な場合，疼痛が強度の場合は鑑別が困難であるが，CRP上昇は認めないか，あっても軽度である．

f 結節性紅斑
上気道感染や全身性疾患（ベーチェット病，潰瘍性大腸炎，クローン病など）に伴い，限局性，多発性，圧痛，硬結のある紅斑が特徴である．しばしば発熱，関節の疼痛や腫脹を伴う．

g 血栓性静脈炎
下腿に好発する表在静脈に沿った有痛性の索状硬結で腫脹，発赤を伴う．原因として打撲や静脈穿刺，抗がん薬などの薬剤，静脈瘤に伴う炎症，ベーチェット病，バージャー病，悪性腫瘍，妊娠などがあげられる．

h 痛風・偽痛風
四肢関節部の強度の疼痛，発赤として急速に発症する．数日以内に自然消退したり，指趾の腫脹を来すこと，抗菌薬投与

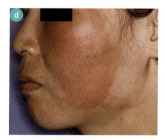
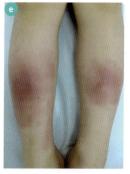
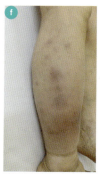
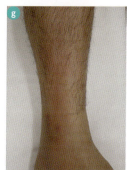
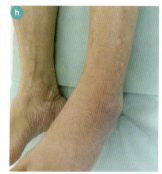

中でも他部位に新たに発赤を生じるなどの点が蜂窩織炎と異なる。痛風発作の既往，血清尿酸値測定，関節内容物の検査（痛風で尿酸結晶，偽痛風でピロリン酸カルシウム結晶）で鑑別を行う。

ⓘ うっ滞性脂肪織炎

蜂窩織炎に類似の発赤や腫脹を認めるが，疼痛や熱感は比較的軽度で抗菌薬への反応が乏しく，ときに数週間以上持続する。基礎に静脈瘤や陳旧性静脈血栓を認めることがある。

ⓙ，ⓚ 壊死性筋膜炎

当初，蜂窩織炎様を呈することが多いが，通常の抗菌薬投与においても皮膚症状の改善がみられず，水疱や紫斑を生じ増悪する。疼痛が強度であり，ときに敗血症性ショック，急性腎不全，播種性血管内凝固症候群（DIC）を生じる劇症型も存在する。臨床検査上，炎症反応が著明に高値であること，CT上筋膜周囲の貯留液を呈すること，試験切開後，筋膜に沿って用手剥離が可能なこと（finger test）などで診断する。重症感染症としての全身管理と緊急デブリードマンを必要とする。

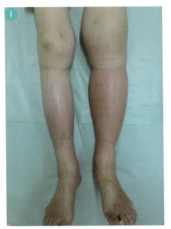

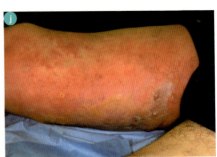

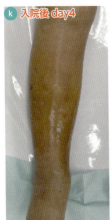
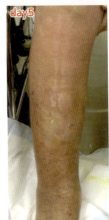
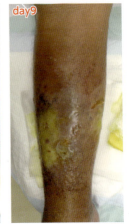

当初蜂窩織炎と診断。抗菌薬投与開始後も発赤拡大，水疱形成を生じた。

治療方針

　黄色ブドウ球菌やA群β溶連菌をターゲットとした抗菌薬を，軽症では外来で内服療法，重症では入院しての点滴加療を行う。いずれも患部の安静，挙上，氷枕，アイスノンなどを用いた冷却が勧められる。また，リバノール湿布は患部に着色したり，接触皮膚炎を生じる可能性があり，なるべく使用は避ける。足白癬がある場合はあわせて治療を行う。

くすりはこう使う！

1．内服薬の使い方

▶ 抗菌薬

　一般的には，第一世代セフェム系抗菌薬が第1選択となる。溶連菌感染を疑う場合は，βラクタマーゼ配合ペニシリン系抗菌薬を用いる。いずれも臨床症状の消失，炎症反応の陰性化を目指し，7～10日間の投与を行う。

> **処方例**
> ①セファレキシン錠250mg　　　　　1回1～2錠　1日3～4回　7日間
> 　（一般名：セファレキシン）
> ②ユナシン錠375mg　　　　　　　　1回1カプセル　1日3回　7日間
> 　（一般名：スルタミシリントシル酸塩水和物）
> ③ミノマイシンカプセル100mg　　　1回1カプセル　1日2回
> 　（一般名：ミノサイクリン塩酸塩）

Point!　アレルギーでβラクタム系抗菌薬が使用できないときは，テトラサイクリン系抗菌薬やニューキノロン系抗菌薬，リンコマイシン系抗菌薬などを使用することも可能である。

2. 注射剤の使い方

▶ **抗菌薬**

> **処方例**
> ①セファゾリンナトリウム注射用　　1～2g＋生食100mL　1日2～3回7～10日間
> 　（一般名：セファゾリンナトリウム）
> ②スルバクシン静注用3g＋生食100mL　　　1日2～3回　7～10日間
> 　（一般名：アンピシリンナトリウム・スルバクタムナトリウム）
> ③ダラシンS注射液600mg＋生食100mL　　1日3回　点滴
> 　（一般名：クリンダマイシンリン酸エステル）

Point ! 重症例では抗菌薬の点滴を1日4回行う。また，壊死性筋膜炎が否定できない症状では，毒素産生を抑制するためにクリンダマイシンの点滴を併用するとよい。

患者指導のポイント

1) 患部が下肢であれば，立位，歩行，下肢下垂は極力避けるよう指導する。
2) 足白癬や湿疹，皮膚炎などの合併例では蜂窩織炎の治療とあわせて外用治療を行う。
3) 治癒後の再発を防ぐため，足趾は清潔に保ち，陥入爪や胼胝，鶏眼は専門的治療を行う。
4) 慢性の下腿浮腫がある場合は，蜂窩織炎が再発しやすいので，静脈瘤や下肢静脈血栓の有無についてエコーや造影CTを用いた検査を行う。具体的な対策としては弾性ストッキングや弾性包帯の使用を勧め，必要時は保湿剤の外用で皮膚の乾燥や湿疹予防に努める。

> **症例 38** へのアプローチ
1) セファメジンα注射用1g　　1日2回点滴　7日間
   （一般名：セファゾリンナトリウム）

☝ **処方コメント**
・点滴終了後に退院となった。
・炎症が落ち着いたあとは，弾性ストッキングの着用を開始した。

> **症例 39** へのアプローチ
1) セファメジンα注射用1g　　1日3回点滴　10日間
   （一般名：セファゾリンナトリウム）
退院時処方
2) セファクロルカプセル250mg　　1回1カプセル1日3回　朝，昼，夕　食後
   （一般名：セファクロル）　　7日間

☝ **処方コメント**
・入院時に凝固異常を認めたため，下肢静脈エコーを施行したところ，左ヒラメ筋の下肢静脈血栓を指摘されたため，ヘパリン点滴導入後，リクシアナの内服を開始した。
・入院3日目に左足背紫斑のあった部位が腫脹し波動を触れたため，局所麻酔下に切開，排膿を行い，以後連日創部の洗浄を行った。その後，腫脹や発赤は速やかに軽減し，点滴終了後に退院となった。

治療効果のみかた

1. 治療効果の確認
　患部の発赤や疼痛，腫脹の軽減やCRP低下をみて，効果の確認を行い，症状が消退，炎症反応が陰性化した時点で抗菌薬投与を終了する。

2. こんなときは専門医へつなぎましょう
　治療開始2日経っても奏効しない場合は，抗菌薬の量が足りないか，重症軟部組織感染症（壊死性筋膜炎を含む）や耐性菌の可能性も考えられるので，専門医にコンサルトする。

コラム
動物咬傷後の蜂窩織炎

　動物咬傷，特に身近なイヌやネコによる咬傷後の蜂窩織炎をしばしば経験します。ペットとして飼われている動物であっても，口腔内に重篤な感染症の起因菌となりうる常在菌が高率に存在し，なかでもパスツレラ症（*Pasteurella multocida*）は頻度が高く，また発症すると重篤な敗血症を引き起こすカプノサイトファガ感染（*Capnocytophaga canimorsus*）はまれですが，念頭に置くべき感染症です。これらの原因菌の保有率はパスツレラ症でイヌ75％，ネコはほぼ100％，*C.canimorsus*についてはイヌ74％，ネコ57％と高率です[2]。高齢者や糖尿病患者などの日和見感染症として発症する場合は特に注意を要し，受傷部は十分な洗浄，場合によりデブリードマンが必要となります。一般に咬掻傷感染症の原因菌は上記の2種のほか，連鎖球菌やブドウ球菌，*Bacteroides*属，*Fusobacterium*属があげられ，治療はこれをカバーできるβラクタマーゼ阻害薬配合のペニシリン系抗菌薬が適応となります[2]。予防抗菌薬としてはオーグメンチン250mg 1日3回＋アモキシシリン250mg 1日3回 3〜5日間，治療薬としてユナシン-S静注用3g（1日2〜4回点滴）があげられます。なお破傷風トキソイドの投与も動物咬傷後はすすめられます。

文　献

1）檜垣修一, 他：蜂窩織炎. 最新皮膚科学大系（玉置邦彦, 他・編），中山書店, 81-82, 2002
2）岡崎亜希, 他：下肢蜂窩織炎のリスクファクター：教室入院例のprospectiveな検討. 日本皮膚科学会雑誌, 121：17-23, 2011
3）荒島康友：Capnocytophaga感染症；必読！知っておくべき感染症. Derma, 206：12-18, 2013

32 多形滲出性紅斑

- 多形滲出性紅斑（erythema exsudativum multiforme；EEM）は主に四肢の浮腫状，虹彩状の紅斑を生じる紅斑症の一型である。本症はウイルスや薬剤などに対する免疫アレルギー反応によって生じた特徴的臨床像を呈する一つの症候群と考えられている。
- ウイルス性のEEMの原因としては，単純ヘルペスウイルス（herpes simplex virus；HSV）が圧倒的に多いとされる。
- 薬剤性のEEMの原因として，解熱鎮痛薬や抗菌薬，抗けいれん薬などがあげられる。
- 皮疹は急速に生じる左右対称性の鮮紅色の紅斑で，虹彩状や標的状とよばれる特徴的な症状を呈する。
- 全身症状の比較的軽い軽症型（EEM minor）と粘膜と全身症状を伴う（EEM major）に分けることができる。
- 若年女性に多い。

症例 40 伝染性膿痂疹と診断され抗菌薬投与後に発熱と皮疹が出現

在胎週数39週，正常分娩で出生。祖母が1週間前ごろに口唇単純ヘルペスに罹患していた。祖母と接触後，1週間ほどして左頸部に皮疹が出現。近医小児科で伝染性膿痂疹との診断で抗菌薬を処方されたが，38℃台の発熱が出現し，全身の皮疹も出現したため，当院を紹介受診した。（10カ月，女児）

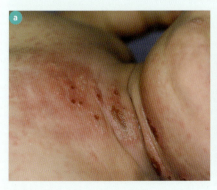
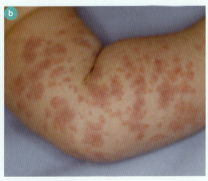

ⓐ HSV感染部位：左頸部に小水疱と膿疱が多発，集簇し，紅暈を伴っていた。
ⓑ EEM部位：躯幹・四肢に境界明瞭な辺縁が堤防状に浮腫性に隆起し，中央がやや陥没し，鮮紅色を呈する紅斑が多発している。一部は融合し，水疱を形成している。

症例 40 へのアプローチは ➡ 234ページ参照

鑑別のポイント

1) 滲出傾向を伴う，特徴的な標的状の鮮紅色斑が主体で，単純ヘルペス感染症に続発したEEMが疑われる。
2) 粘膜疹を伴っている症例は，重症型薬疹〔スティーヴンス・ジョンソン症候群 (Stevens-Johnson syndrome：SJS) や中毒性表皮壊死症 (toxic epidermal necrolysis；TEN)〕への進展に気をつけなくてはならない。

類似した疾患

ⓒ SJS・TEN

高熱とともに眼・口腔粘膜のびらんや潰瘍が生じ，皮膚にはEEM様の皮疹が多発し，広範囲がびらん化する。体表面積の30％以上が侵された場合はTENとよばれ，致死率が高い。

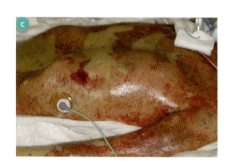

治療方針

EEMの治療は病因に応じて，原因薬の除去，HSV感染に続発した症例については抗ウイルス薬の投与を行う。症状にあわせて軽症の場合には抗アレルギー薬の内服を組み合わせるが，重症時はステロイドの全身投与が必要となる（プレドニゾロン換算で0.5〜1.0mg/kg/日）。最重症例にはステロイドパルス療法が適応となる。

くすりはこう使う！

1. 外用剤の使い方

- EEMの部位にはステロイドを用いる。
- 使用する部位や患者の年齢に応じてステロイドのランクを使い分ける。

▶ ステロイド

処方例

①エキザルベ　　　　　　　　　　1日2回　朝，夕　塗布
　（一般名：混合死菌製剤）…………………………………………**軽度，幼児**
②ロコイド軟膏0.1%　　　　　　　1日2回　朝，夕　塗布
　（一般名：ヒドロコルチゾン酪酸エステル）…………………………**軽度**
③リンデロン-VG軟膏0.12%　　　 1日2回　朝，夕　塗布
　（一般名：ベタメタゾン吉草酸エステル・ゲンタマイシン硫酸塩）………**中等度**
④マイザー軟膏0.05%　　　　　　 1日2回　朝，夕　塗布
　（一般名：ジフルプレドナート）……………………………………**重度**

Point！ HSV感染症の部位には，ステロイド外用剤の使用は禁忌である。

2. 内服薬，注射剤の使い方

▶ 抗ウイルス薬

明らかにHSV感染症が原因であった場合は抗ウイルス薬の全身投与が必要である。

処方例

①ゾビラックス錠200*　　　　　　　　　　1回1錠　1日5回
　（一般名：アシクロビル）
②ファムビル錠250mg　　　　　　　　　　1回1錠　1日3回　朝，昼，夕
　（一般名：ファムシクロビル）
③ゾビラックス点滴静注250(15mg/kg/日)**　1日3回　8時間ごとに1時間か
　（一般名：アシクロビル）　　　　　　　　　 けて7日間　点滴静注

32．多形滲出性紅斑

＊：通常，小児には体重1kg当たり1回アシクロビルとして20mg（本剤0.05g/kg）を1日4回経口投与する。ただし，1回最高用量は200mg（本剤0.5g）とする。
＊＊：必要に応じて増量できるが，上限は1回体重1kg当たり（成人）10mgまで，（小児）20mgまでとする。

> Point！ 免疫機能の低下した患者（悪性腫瘍・自己免疫疾患など）に発症した単純疱疹や新生児の単純疱疹は入院のうえで，点滴治療も考慮する。

患者指導のポイント

1) HSV感染に続発した症例では，HSVが再発するたびに多形紅斑が生じる場合がある。
2) HSV感染の再発が疑われた場合，早期に抗ウイルス薬の全身投与を行う。

症例 40 へのアプローチ

1) ゾビラックス点滴静注〔15mg/kg/日（120mg/日）〕7日間
（一般名：アシクロビル）

HSV感染部位

2) ワセリン　　1日2回　朝，夕　塗布　10g
（一般名：白色ワセリン）ガーゼで保護する

EEM部位

3) エキザルベ　　1日2回　朝，夕　塗布　20g
（一般名：混合死菌製剤）

処方コメント

単純ヘルペス感染症の部位にはステロイド外用剤は禁忌である。毎日，泡石けんを用いて優しく洗浄し，患部の二次感染予防目的にワセリンを外用した後，ガーゼで保護した。EEM部位は非常にマイルドなステロイドであるエキザルベを使用し，HSV感染症部分には外用しないようにした。

治療効果のみかた

1. 治療効果の確認
- HSV感染については，すべての水疱が痂皮化するまで，継続的に抗ウイルス薬を投与する。
- EEMについては，紅斑が消退するまで継続的に外用し，色素沈着主体になれば外用剤を中止する。

2. こんな時は専門医へつなぎましょう
- 原因が不明のとき。
- 粘膜疹が出現し，皮疹が急速にびらん化している。

コラム

EEMとHSV感染症の併存

　EEMの発症要因として，特にウイルス感染における数多くの報告があり，頻度ではHSVが圧倒的に多いとされています。現在では15～63%のEEMがHSV感染後に生じると推測されており，特発性とされる場合でも臨床症状を呈さない再発性HSV感染に関連していると考えられています。HSVが関与するEEMの発症機序に関しては諸研究がなされ，仮説が立てられています。

　HSV感染のほとんどは症状が現れずに不顕性感染しますが，5歳以下の乳幼児では顕性感染になり易く，母親のHSVに対する移行抗体がない乳児では，自験例のように重症化します。自験例では重症化した初感染部位において抗原蛋白が多量に産生され，患者側におけるウイルスクリアランスの遷延などの要因が加わり，アレルギー症状としてEEMが発症したと推察されます。ステロイド外用剤はウイルス感染症，細菌感染症に対して禁忌であるため，自験例のようにヘルペス感染症とEEMが近接している場合，ステロイド外用剤の使用を迷うことがあります。このような場合，しっかりと抗ウイルス薬の全身投与を使用しながら，EEMの罹患部分を見極め，ステロイド外用剤の使用範囲を厳密にコントロールすることが肝要です。

索引

英数字

- 5の法則 …… 168
- 9の法則 …… 168
- AGA …… 146
- Bowen病 …… 95
- CV …… 207
- DDB …… 168
- DESIGN-R …… 174
- DIHS …… 141
- DLSO …… 102
- EEM …… 231
- EV …… 207
- HPV …… 93
- HSV …… 231
- Lund & Browderの法則 …… 168
- PDE4阻害薬 …… 39
- PSO …… 103
- SADBE 0.0001% …… 148
- SDB …… 168
- SJS …… 141, 232
- SWO …… 103
- TDO …… 104
- TEN …… 141, 232
- WBP …… 174

和文

■あ

- 亜鉛華軟膏 …… 16, 34, 112, 209
- アクアチム …… 36, 80, 131
- 悪性黒色腫 …… 17, 218, 222
- アシクロビル …… 37, 85, 89, 233
- 足白癬 …… 7, 102
- アスタット軟膏1% …… 38, 106
- アズノールうがい液4% …… 14, 41, 188
- アズノール軟膏0.033% …… 43
- アセトアミノフェン …… 42, 210
- アダパレン …… 37, 79
- アダリムマブ …… 40, 74
- アトラント軟膏1% …… 38, 106
- アトピー性皮膚炎 …… 2, 46
- アフタ性口内炎 …… 14, 185
- アフタッチ口腔用貼付剤25μg …… 41, 187
- アプレミラスト …… 39, 73, 74
- アメナメビル …… 37, 89, 92
- アメナリーフ錠200mg …… 37, 89
- アモキシシリン水和物・クラブラン酸カリウム …… 36, 131
- アモロルフィン塩酸塩 …… 38, 107
- アラセナ-A軟膏3% …… 37, 85
- アルプロスタジル アルファデクス …… 43, 170
- アレグラ錠60mg …… 7, 9, 31, 66, 113, 118, 148, 209, 215
- アレジオン錠20 …… 32, 66
- アレルギー性口内炎 …… 185
- アレロック錠5 …… 2, 3, 10, 31, 49, 55, 61, 66, 125
- アンテベート …… 2, 10, 17, 48, 61, 72, 112, 147, 151, 214

■い

- イキセキズマブ（遺伝子組換え） …… 40, 75
- イピリムマブ（遺伝子組換え） …… 44, 221
- イベルメクチン …… 39, 137
- イミキモド …… 43, 95, 97
- 陰圧閉鎖療法 …… 174
- インフリキシマブ（遺伝子組換え） …… 40, 74
- ウステキヌマブ（遺伝子組換え） …… 40, 74

■う・え

- うっ滞性脂肪織炎 …… 226
- ウレパールクリーム10% …… 13, 181
- 腋窩 …… 21
- エキザルベ …… 13, 18, 33, 181, 233
- エトレチナート …… 40, 73, 74
- エバステル錠10mg …… 31, 148
- エピデュオゲル …… 37, 79
- エピナスチン塩酸塩 …… 32, 66
- エフィナコナゾール …… 38, 106
- 円形脱毛症 …… 10, 145, 150
- 炎症性粉瘤 …… 12, 161
- エンテロウイルス …… 207

■お

- オイラックスクリーム10% …… 9, 32, 137
- オキサロール …… 11, 39, 72, 154, 159
- オテズラ錠 …… 36, 39, 74
- オプジーボ点滴静注20mg …… 44, 221
- オルセノン軟膏0.25% …… 43, 175
- オルテクサー口腔用軟膏0.1% …… 14, 41, 187
- オロパタジン塩酸塩 …… 31, 49, 55, 61, 66, 125

■か

- 疥癬 …… 9, 135
- 潰瘍 …… 24
- 角化症治療薬 …… 40
- 過酸化ベンゾイル …… 37, 79, 82
- 褐色斑 …… 23
- カデックス軟膏0.9% …… 13, 43, 175
- 痂皮 …… 24
- 痂皮性膿痂疹 …… 129
- カポジ水痘様発疹症 …… 84, 88, 129
- カラミン …… 34, 194
- カルプロニウム塩化物 …… 44
- カロナール錠300 …… 42, 210
- カンジダ症 …… 110
- 汗疹 …… 191
- 関節症性乾癬 …… 70
- 乾癬 …… 4, 70
- 乾燥肌 …… 58
- 含嗽用ハチアズレ顆粒 …… 41, 188
- 陥入爪 …… 13, 178
- 乾皮症 …… 3, 58
- 汗疱 …… 104
- 顔面播種状粟粒性狼瘡 …… 78

■き

- キイトルーダ点滴静注20mg …… 17, 44
- キシロカイン注1% …… 12
- 基底細胞がん …… 152
- 丘疹 …… 23
- 近位爪甲下爪真菌症 …… 103

■く

- 駆虫薬 …… 39, 137

クラバモックス小児用配合ドライシロップ……36, 131
グリチルリチン・グリシン・DL・メチオニン配合剤……32, 148
グリチルリチン酸・グリシン・L・システイン塩酸塩配合剤……32, 67
グリチロン配合錠……32, 148
クリンダマイシンリン酸エステル……36, 37, 80, 228
クリンダマイシンリン酸エステル水和物・過酸化ベンゾイル……37, 80
クレナフィン爪外用液10%……38, 106
クレマスチンフマル酸塩……31, 66
クロタミトン……32
クロベタゾールプロピオン酸エステル……33, 34, 72, 125, 147, 159, 170
d-クロルフェニラミンマレイン酸塩……31, 66, 67

■け・こ■
鶏眼……199
ゲーベンクリーム1%……13, 43, 175
ケトコナゾール……38, 107, 117
解熱薬……42
ケブネル現象……70
ケラチナミンコーワクリーム20%……7, 60, 112, 35
牽引試験……146
抗アレルギー薬……31, 55, 61
抗ウイルス薬……37
抗うつ薬……42
抗炎症……42
口角炎……184, 185
抗菌薬……35
口腔カンジダ症……186
口腔用製剤……41
好酸球性膿疱性毛包炎……78
抗真菌薬……38
光沢苔癬……99
後天性真皮メラノサイトーシス……152
口内炎……41, 184
抗ヒスタミン薬……31, 55, 69
コクサッキーウイルス……207
紅斑……23
コムクロシャンプー0.05%……4, 34, 72
混合死菌製剤……33, 233

■さ■
ザイザル錠5mg……31, 61, 118, 125, 209
酢酸亜鉛水和物……41, 188
ざ瘡……4, 37, 77
サリチル酸絆創膏……35
サルコートカプセル外用50μg……33, 187

■し■
自家感作性湿疹……123
趾間型足白癬……7, 102
シクロスポリン……34, 73, 74, 125
刺激誘発型蕁麻疹……64
膝窩……21
紫斑……23
ジフェンヒドラミン……32, 67
ジフルプレドナート……3, 361, 124, 233
脂肪腫……162
ジメチルイソプロピルアズレン……43, 209
若年性黄色肉芽腫……99
雀卵斑……152
休止期脱毛……146
重症型薬疹……232
重層法……28
集簇性……22
収れん薬……34
酒さ……78, 116
主婦湿疹……109
腫瘍……44
上肢……21
小水疱型足白癬……103
掌蹠膿疱症……71, 105, 111
触診……20
梅瘡……13, 173
ジルテック錠10……32, 171
脂漏性角化症……11, 151
脂漏性皮膚炎……8, 115
尋常性乾癬……59, 70
尋常性白斑……11, 156, 160
蕁麻疹……3, 64

■す■
水痘……23, 88, 208, 213
水疱性膿痂疹……129
スキンケア……26
スティーヴンス・ジョンソン症候群……141, 232

ステラーラ皮下注45mg シリンジ……40
ステロイド……32
ストロメクトール錠3mg……9, 39, 137
スピッツ母斑……219
スプレー剤……27
スミスリンローション5%……39, 137
スルタミシリントシル酸塩水和物……36, 131
スルファジアジン銀……43, 175

■せ■
成人スチル病……65
精製白糖・ポビドンヨード……43, 164, 175
青年性扁平疣贅……99
セチリジン塩酸塩……32, 171
接触皮膚炎……2, 52
ゼビアックスローション……36, 80
セファクロルカプセル250mg……18
セファゾリンナトリウム……36, 228
セファランチン……10, 44, 148
セファレキシン……36
セフカペン ピボキシル塩酸塩水和物……36, 181
セフゾン細粒小児用10%……36, 131
ゼフナートクリーム2%……38, 106
全異栄養性爪真菌症……104
尖圭コンジローマ……94
全身性エリテマトーデス……116
先天性母斑……219
爪囲炎……180
爪甲鉤彎症……180

■そ■
増殖性外毛根鞘性嚢腫……162
痒疹……121
創面環境調整……174
瘙痒……31
足趾……21
足底表皮様嚢腫……201
ゾビラックス錠……85, 233
ゾビラックス点滴静注用……5, 18, 89, 233
ゾビラックス軟膏5%……37, 85

■た■
ダーモスコピー……103, 136
帯状疱疹……5, 87

タクロリムス水和物	特発性蕁麻疹·················64	■ひ
·············34, 48, 118, 159	とびひ·····················128	光アレルギー性接触皮膚炎········52
多形滲出性紅斑·······18, 65, 231	トプシムクリーム0.05%	ヒゼンダニ··················135
多形慢性痒疹················121	············7, 11, 33, 112, 159	ビタミンB_2··················41
脱色素性母斑················157	ドボベット軟膏············39, 73	ビタミンB_6··················41
脱毛·······················44	トラフェルミン（遺伝子組換え）···43	ビダラビン················37, 85
抜毛癖·····················146	トラメチニブ　ジメチルスルホキシド	ピドキサール錠10mg·····8, 41, 118
タフィンラーカプセル75mg···44, 220	付加物················44, 220	ヒト乳頭腫ウイルス·············93
ダブラフェニブメシル酸塩···44, 220	トリアムシノロンアセトニド····41, 187	ヒドロコルチゾン酪酸エステル···33,
タベジール錠1mg···········31, 66	トリコスコピー···············150	48, 54, 72, 118, 159, 194, 214, 233
ダラシンS注射液600mg·····37, 228	トリコチロマニア·············146	皮膚T細胞リンパ腫············71
ダラシンTゲル1%··········36, 80	トリプタノール錠10·········42, 90	皮膚潰瘍····················13
タリオン錠10mg······2, 31, 49, 61	トレチノイン　トコフェリル····43, 175	皮脂欠乏性湿疹················58
単純ヘルペスウイルス·······83, 231	ドレニゾンテープ$4\mu g/cm^2$	皮膚腫瘍···················180
単純疱疹··················5, 83	············7, 34, 112, 125	皮膚瘙痒症···················59
男性型脱毛症················146	トレムフィア皮下注100mgシリンジ	皮膚肥満細胞症···············129
	························40	ビブラマイシン錠100mg····4, 36, 80
■ち		皮膚リンパ腫·············47, 136
チガソンカプセル10·········40, 74	■な・に	びまん性紅斑··················70
中毒疹····················213	ナジフロキサシン········36, 80, 131	表在性白色爪真菌症············103
鎮痒薬·····················32	軟膏剤（水溶性）···············27	表皮嚢腫···················161
鎮痛······················42	軟膏剤（油脂性）···············27	ビラスチン········31, 66, 113, 125
痛風・偽痛風···············225	ニゾラール···········8, 38, 107, 117	ビラノア錠20mg····31, 66, 113, 125
爪白癬················7, 102, 108	日光角化症··················152	ピリドキサールリン酸エステル水和物
手足口病················16, 207	乳頭状·····················23	···················41, 118
低亜鉛血症治療薬··············41	尿素···············35, 60, 112, 181	ヒルドイドソフト軟膏0.3%
ディフェリンゲル0.1%·····4, 37, 79	妊娠性痒疹···················65	···········2, 3, 35, 60, 112, 209
テガダーム··················176		ヒルドイドローション0.3%
デキサメタゾン············41, 187	■ね	·············4, 15, 49, 112, 194
デキサメタゾンプロピオン酸エステル	ネイリンカプセル100mg···7, 38, 106	
····················33, 118	ネオーラルカプセル·······34, 125	■ふ
デキサルチン口腔用軟膏1mg/g	ネチコナゾール塩酸塩······38, 106	ファムシクロビル·····37, 85, 89, 233
····················41, 187	熱傷·················12, 167	ファムビル錠250mg
デザレックス錠5mg········2, 31, 55	粘膜類天疱瘡···············186	················37, 85, 89, 233
手湿疹··················7, 109		ファロペネムナトリウム水和物
デスロラタジン············31, 55	■の・は	····················36, 131
デュアック配合ゲル·········37, 80	ノイロトロピン錠4単位······42, 90	ファロムドライシロップ小児用10%
テルビナフィン塩酸塩······38, 106	膿疱····················23	····················36, 131
デルモベート··33, 125, 147, 159, 170	膿疱性乾癬··················70	フィブラストスプレー
	ノベルジン錠50mg·········41, 188	··············12, 13, 43, 170
■て	梅毒···················71, 157	フェキソフェナジン塩酸塩····31, 66,
点状掌蹠角化症··············201	ハイボン錠20mg············41, 188	113, 125, 118, 148, 209, 215
伝染性膿痂疹·············9, 128	白色ワセリン··········35, 48, 209	フェノトリン·············39, 137
伝染性軟属腫··············6, 98	白斑··················23, 44	ブテナフィン塩酸塩······38, 106, 107
	パッチテスト···············111, 14	フラビタン錠10mg·····8, 41, 118, 188
■と	バラシクロビル··········37, 86, 89	フラビンアデニンジヌクレオチド
ドキシサイクリン塩酸塩水和物	バルトレックス錠500····5, 37, 85, 89	····················41, 118, 188
····················36, 80	半夏瀉心湯················14, 41	フルオシノニド·········33, 112, 159
毒蛾（毛虫）皮膚炎············53	斑状類乾癬···················59	フルドロキシコルチド····34, 112, 125

プレガバリン ……………………… 42, 90
プレドニン錠5mg ………………… 215
プレドニゾロン吉草酸エステル酢酸
　エステル … 33, 48, 54, 61, 159, 194
フロジン外用液5% …… 10, 44, 147
プロスタンディン軟膏0.003%
　………………………………… 43, 170
プロトピック軟膏0.1%
　………………… 2, 34, 48, 118, 159
プロペト ………………… 3, 9, 35, 60
フロモックス錠100mg …… 36, 181
粉瘤 ………………………… 12, 161, 166

■へ
ペキロンクリーム0.5% …… 38, 106
ベクロメタゾンプロピオン酸エステル
　………………………………… 33, 187
ベセルナクリーム5% ……… 43, 95
ベタメタゾン吉草酸エステル …… 33,
　48, 54, 112, 117, 159, 195, 214
ベタメタゾン吉草酸エステル・ゲンタ
　マイシン硫酸塩 …… 33, 181, 233
ベタメタゾン酪酸エステルプロピオ
　ン酸エステル … 33, 48, 54, 61, 72,
　112, 124, 147, 195, 214
ヘパリン類似物質
　……………… 35, 49, 60, 112, 194, 209
ベピオゲル2.5% ………… 4, 37, 79
ベポタスチンベシル酸塩
　………………………… 31, 49, 61, 215
ヘルペス性口内炎 ………………… 186
ヘルペス性ひょう疽 ……………… 83
ペルメトリンクリーム …………… 137
胼胝 ………………………………… 16, 199

■ほ
蜂窩織炎 …………………… 18, 223
膨疹 ………………………………… 23
ボーエン病 ………………………… 152
保護・保湿 ………………………… 34
保湿剤 ……………………………… 35
ホスホマイシンカルシウム水和物
　…………………………………… 36, 131
ホスミシンドライシロップ… 36, 131
ボチシート20% …………… 34, 112
母斑細胞母斑 ……………………… 152
ポララミン錠 ……… 3, 31, 66, 215

■ま
マーデュオックス軟膏 …… 4, 39, 73
マイザー軟膏0.05%
　………………… 3, 33, 61, 124, 233
マキサカルシトール
　………………… 39, 72, 154, 159
巻き爪 ……………………… 13, 178
まだら症 …………………………… 157
末梢神経障害治療薬 ……………… 42
マラセチア ………… 78, 115, 120
慢性湿疹 …………………………… 105

■み
水疣 ………………………………… 98
密封法 ……………………………… 28
ミノキシジル …………………… 150
ミノサイクリン塩酸塩 …… 36, 80
ミノマイシンカプセル100mg … 36, 80
ミルメシア ………………………… 94

■む・め
虫さされ ………………… 17, 212
虫よけ剤 ………………………… 217
メキニスト錠2mg ………… 44, 220
メコバラミン ……………… 42, 90
メサデルム軟膏0.1% … 8, 33, 118
メチコバール錠500μg … 5, 42, 90
メラノーマ ……………………… 218
メンタックスクリーム1%
　……………………… 38, 106, 107
面皰 ………………………… 4, 77

■も
毛包嚢腫 ………………………… 161
毛母腫 …………………………… 162
モノクローナル抗体製剤 ……… 40

■や・ゆ・よ
ヤーボイ点滴静注液50mg … 44, 221
薬剤リンパ球刺激試験 ………… 141
薬疹 ……………………… 10, 141
有棘細胞がん …………………… 153
疣贅 ………………………………… 42
ユーパスタコーワ軟膏 … 43, 164, 175
ユナシンS静注用3g …………… 36
ユナシン細粒小児用10% … 36, 131
ユナシン錠375mg ……………… 36
ヨウ素 ……………………… 43, 175

ヨードコート軟膏0.9% …… 43, 175
ヨクイニンエキス錠 … 6, 42, 43, 96
ヨクイニン末 ……………… 43, 96

■ら・り
落葉状天疱瘡 …………………… 130
ラノコナゾール …………… 38, 106
ラミシールクリーム1% … 38, 106
ラミシール錠 ……………… 36, 106
リドカインテープ ……… 6, 42, 100
リドメックスコーワ
　……… 3, 11, 33, 48, 54, 61, 159, 194
リボフラビン酪酸エステル … 41, 188
リラナフタート ………… 38, 106
リリカカプセル75mg ……… 42, 90
鱗屑 ………………………… 24, 70
リンデロン錠0.5mg ……… 34, 125
リンデロン-V軟膏0.12% … 2, 14, 15,
　33, 48, 54, 112, 117, 159, 195, 214
リンデロン-VG軟膏0.12%
　……………………… 33, 181, 233

■る・れ
ルコナック爪外用液5% … 38, 106
ルパタジンフマル酸塩 …… 31, 66
ルパフィン錠10mg ………… 31, 66
ルリコナゾール …………… 38, 106
ルリコン軟膏1% ………… 38, 106
ルリッド錠150 …………… 36, 80
レスタミンコーワクリーム1%
　………………………… 3, 32, 67
レチノイド ……………………… 73
レボセチリジン塩酸塩
　……………… 31, 61, 118, 125, 209
老人性色素斑 …………… 11, 151
老人性白斑 ……………………… 157

■ろ・わ
ロキシスロマイシン ……… 36, 80
ロキソニン錠60mg ……… 5, 42, 90
ロキソプロフェンナトリウム水和物
　………………………………… 42, 90
ロコイド軟膏0.1% … 2, 4, 8, 33, 48,
　54, 72, 118, 159, 194, 214, 233
ワクシニアウイルス接種家兎炎症皮
　膚抽出液 ………………… 42, 90
ワプロン口腔用貼付剤25μg …… 187

プライマリ・ケアでよくみかける皮膚疾患32
皮膚科のくすりの使い方

定価　本体4,000円（税別）

2019年8月20日　発　行
2020年8月10日　第2刷発行
2021年8月5日　第3刷発行

編　集　海老原　全
　　　　（えびはら　たもつ）

発行人　武田　信

発行所　株式会社じほう
　　　　101-8421　東京都千代田区神田猿楽町1-5-15（猿楽町SSビル）
　　　　電話　編集　03-3233-6361　販売　03-3233-6333
　　　　振替　00190-0-900481
　　　　＜大阪支局＞
　　　　541-0044　大阪市中央区伏見町2-1-1（三井住友銀行高麗橋ビル）
　　　　電話　06-6231-7061

©2019　　　　　　　　組版　スタジオ・コア　　印刷　シナノ印刷（株）
Printed in Japan

本書の複写にかかる複製、上映、譲渡、公衆送信（送信可能化を含む）の各権利は
株式会社じほうが管理の委託を受けています。

JCOPY ＜出版者著作権管理機構　委託出版物＞
本書の無断複製は著作権法上での例外を除き禁じられています。
複製される場合は、そのつど事前に、出版者著作権管理機構（電話 03-5244-5088、
FAX 03-5244-5089、e-mail：info@jcopy.or.jp）の許諾を得てください。

万一落丁、乱丁の場合は、お取替えいたします。
ISBN 978-4-8407-5207-7